患者との信頼関係を築く総義歯製作法
Personalized Denture Procedures
——ティッシュコンディショナーを活用して——

歯科医師マニュアル

Earl Pound, D.D.S.
Diplomate American Board of Prosthodontics
Department of Continuing Education, University of Southern California
Founder of the Foundation for Denture Research, Inc.

PERSONALIZED
DENTURE PROCEDURES
DENTISTS' MANUAL

Published by
Denar Corporation
2020 Howell Avenue
Anaheim, California 92806, U.S.A.

Copyright© Denar Corporation 1973

Supplementing this manual is a companion manual for laboratory technicians titled

PERSONALIZED
DENTURE PROCEDURES
LABORATORY MANUAL

This manual outlines with 72 figures in color the step by step laboratory procedures which can be performed by the dental technician. The Laboratory Manual is published by Kay See Dental Manufacturing Company and can be obtained from Denar Corp., 2020 Howell Ave., Anaheim, California 92806

112 pages with 138 illustrations, including 2 in color

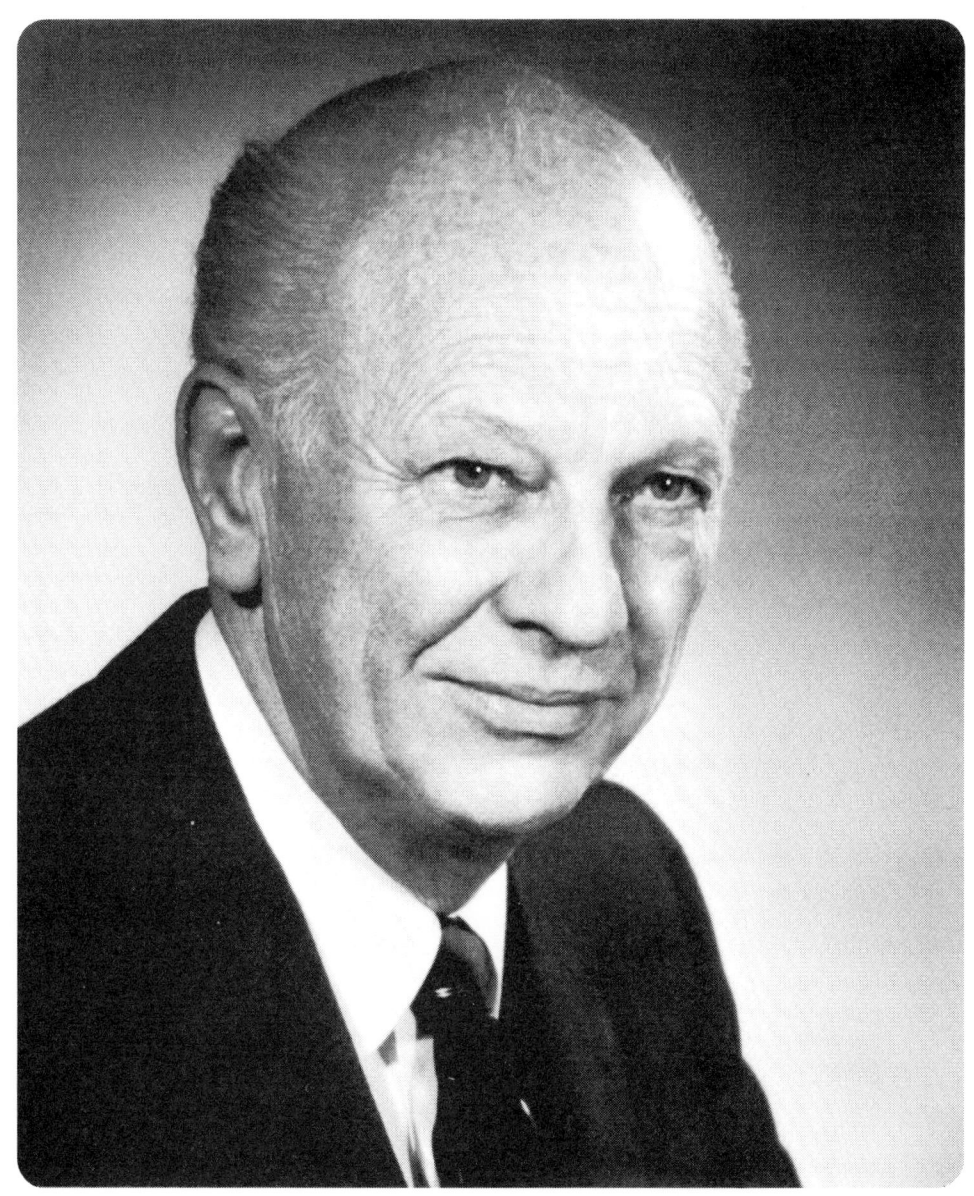

Dr. Earl Pound

最愛の妻 Gere に捧ぐ
長い孤独な時間にも不満を訴えない
彼女の寛容の心がなかったら
このマニュアルは完成できなかった

著者について

　Pound先生はカナダで生まれ、ブリティッシュコロンビア大学で工学を1年間学んだ後、歯科医を目指してカリフォルニアに移り1923年に大学を卒業した。同級生にはDave Shooshan, LeRoy Knowles, Roland Fisher, Russell Bassett, LeRoy Pitman, Vernon Swanなどの著名人がいる。

　卒業後20年間ハリウッドで開業医として働くかたわら、栄養学、金箔充填、外科処置法などに関する勉強会に熱心に参加し、Dr. Morris ThompsonやDr. Milus Houseなど総義歯に精通している歯科医師と共に研究に打ち込んだ。その結果、音声学的にきちんと話せて外見もよい義歯を作るためには、より深い研究が必要であることを痛感したが、当時そのような技術はまだ発達していなかった。1931年、何かヒントが得られるのではないかと期待してThe American Acoustical Society（アメリカ音響学会）に入会したが、総義歯の発音の問題に関する解決は見出せなかった。

　第二次世界大戦の勃発に伴い合衆国海軍に入隊し、1943年に海軍で2番目に大きいOak Knoll病院に補綴部門担当医として配属された。爆弾や高速ミサイルによる口腔内の損傷に対する局部床義歯や総義歯の治療は、形成外科医との協力なしには不可能だった。この共同研究により、口腔内へ皮膚移植する際に用いられるステントの固定技術と、残存した歯列弓の骨片を補強する技術が開発され、補綴装置が機能するように口腔内を治療できるようになった。この新技術について形成外科医と共同研究を行い数篇の論文を書いたが、この功績により1946年にJames Forrestal海軍長官から表彰を受けた。

　1946年にロサンゼルスで開業医に戻ったが、総義歯の外見、発音、かみ合わせに関して全く新しい考え方で取り組んだ。それは、歯と歯肉から成る総義歯は、あらゆる面で、できる限り生まれつきの状態に近づけるべきである、という考え方であった。

　その後3年間をかけて、Pound先生は歯科技工士のNelson Ingersoll Jrと共に、患者が本来持っている歯肉の豊隆や色合いに合わせて組織を色づける方法を開発したり、自然な歯並びの義歯を製作するための指針を作った。1949年にそれまでの成果をまとめ、"Dentures with a New Look that Speak by Themselves"『これまでにない新しい義歯』を発表した。

　その後10年間、国内外からの治療と講義の求めに応じて五大陸すべてを訪れ、見た目が自然で話のしやすい義歯の製作法を教えた。

　1956年にPound先生は、The American Academy for Plastic Research in Dentistry（アメリカ歯科学形成研究学会）から最高の栄誉であるBumble Bee Award（女王蜂賞）を受賞した。患者の本来の皮膚の色に合わせて、義歯床の色の陰影や配色を可能にした構造形成学が評価されたものである。当時発表された他の論文は、総義歯の外見の改善についての研究成果に関するものである。1954年の「顎堤に関する誤謬」という論文では、義歯製作に関する基本的な考え方を変える必要があると述べている。

　1960年頃出現したティッシュコンディショナーは、Pound先生に義歯製作の新しい展望を開いた。この材料は仮義歯の安定を可能にする万能性を持っていると考え、第1回研究会を立ち上げ、義歯に関するとらえどころのない諸問題を解決するためのより良い、そしてより簡単な方法を模索した。

　Pound先生は、簡単な診断用義歯の開発こそ最も価値ある成果であると考えた。

患者にどんな義歯ができるのかを口で説明するよりも、診断用義歯で実感してもらい、装着して使用具合を調整し、使い心地、外見、安定した装着感が得られるようになった時点で、この義歯をもとに義歯を製作する。この方法は、患者との信頼関係を築く上で有効である。仕上がりに不安を抱く患者は、診断用義歯を試してから本義歯を作製してもらうことができるからである。もちろん他のすべてのプロのサービスと同様、診断用義歯の費用は支払わなければならないが、もし気に入らなければ本義歯の作製はしなくてもすむ。

　この10年間、Pound先生は義歯製作に関する数々の論文を書いており、その中でティッシュコンディショニングや前歯の位置を決めるためのスピーチの活用、また患者との信頼関係を得る方法として率直に説明する、すなわち「手の内を見せて、何もかも知らせる」方法などについて述べている。

　Pound先生は、1971年に研究会の仲間により結成された『総義歯研究財団』の会長に任命されたことを最大の名誉と考えている。この財団は、即時義歯および総義歯製作の諸段階の研究と普及に対して限りない可能性を持っており、歯科補綴学の義歯分野における教育の原動力になると考えている。過去25年間にわたる研究の集大成である本書の出版に合わせて、Pound先生とGere夫人は財団を代表して、義歯に対する新しい考え方を他の国々に伝えるために3度目の世界旅行に旅立とうとしている。

Niles Guichet, D. D. S
Anaheim, California

謝　　辞

　このマニュアルの著者として、自分の名前が付されるのは身に余ることである。

　私の臨床生活を振り返って見ると、総義歯の研究に多くの歯科医の方々が深い関心と献身的な労力を惜しまないことに感動を覚える。私の努力など取るに足らないものである。

　学生時代には補綴科のDr. Frederick Frahmに大きな影響を受けた。彼は経験が広く誠実な人柄で、歯科補綴学の分野には難解な課題があることを教えて下さり、それらに取り組むことの楽しさを知った。初期の臨床経験はたいてい期待に反するものばかりだったが、それがかえってやりがいに繋がっていった。

　総義歯の基礎に関して教えを受けた、多くの立派な先生方の中から数名を挙げるなら、Dr. Clyde Stansbury、Dr. Beverly B. McCollum、Dr. Wilfred TerrellそしてDr. Morris Thompsonである。また、Dr. Milus Houseが始めた研究会の一員として何年も教えを受け、患者管理と義歯の外見の重要性について理解を深めた。第二次世界大戦で合衆国海軍に入隊したころには、総義歯装着時の咬合の高さの確保と、明瞭に発音することが最大の課題となっていたが、この二つの問題が密接に関係していることには気がつかなかった。

　海軍では、主に顔面に損傷を受けた兵士のリハビリ部門の形成外科で働いた。この仕事は補綴とは異なった分野の仕事であったが、実は形成外科は義歯の諸問題と密接に関わっていた。まもなく、自分が学んできた「基本的な原則」は、時には役立つこともあったが、たいていは実用的ではないことを知った。難症例でも、元の歯牙の位置と本来の歯列等の形を可能なかぎり真似ることにより、満足のいく義歯を作製することができ、それによって見栄えもよく上手に話すことができるようになった。戦後、この方法を広範囲にわたって私と同僚の勉強会で研究を重ね、この方法が発音と咀嚼機能を向上する鍵であることがわかった。

　義歯に関して患者の利益に最も貢献したのは、おそらく1960年頃ミズリー州カンザス市のプラスチック製造業者Clark Smith氏によってつくられたものである。われわれの抱える歯科補綴上の問題に関心をもっていたSmith氏は、合わない入れ歯によって損なわれた下部の組織を修復するために、義歯への裏装材として用いることのできる機能的かつ弾力性のある材料を開発した。試行錯誤の結果、この材料によって義歯製作の難局を乗り越えることができると気づいた。その後1962年に研究会を創設したが、このマニュアルはその研究会の成果である。我々は既存の方法にとらわれず、義歯に関わる諸問題に取り組み、難しい症例にも応用可能な義歯製作方法を開発するだけでなく、義歯製作工程そのものを簡単にする方法を確立しようと試みた。

　我々のいくつかの研究会を合併して総義歯研究財団を創立するにあたり、中心となって尽力して下さったDr. Herold Davies、Dr. George MurrellそしてDr. Carl Riederの諸氏に感謝申し上げる。今後この財団は、一貫してこれまでの諸研究会の理念を実践していくであろう。また他の学術団体と手を携え、総義歯を入れている方々の役に立つ知識を深め、育成

にあたるであろう。

　次に挙げる方々は、私が始めた研究会に熱心に参加してこられ、これらの方々の苦労と誠意に心から感謝する。そのお陰で患者管理や義歯製作に関する新しい考え方が生まれ、このマニュアルも日の目を見ることができたのである。

  Arthur E. Aull, D. D. S., Huntington Park, California
  C. B. Aronis, D. D. S., Los Angeles, California
  Morris Bernstein, D. M. D., Beverly Hills, California
  James S. Dailey, D. D. S., Los Angeles, California
  Herold G. Davies, D. D. S., Los Angeles, California
  Reynold L. Foutz, D. D. S., Beverly Hills, California
  Walter B. Havekorst, D.D.S., Long Beach, California,
  James E. House, D. D. S., Indianapolis, Indiana
  George A. Murrell, D. D. S., Manhattan Beach, California
  Donald D. Myers, D. D. S., San Bernardino, California
  Benjamin W. Oesterling, D. M. D., San Luis Obispo, California
  Carl E. Rieder, D. D. S., Newport Beach, California
  Newell G. Wood, D. D. S., Ketchum, Idaho

　また我々の考え方に賛同し、それぞれの地域で研究会を結成し、我々に指導や激励を寄せてくれたことに感謝したい。

  Prof. Adriano Bracchetti, M. D., D. D. S., Milan, Italy
  Harlan Foster, D. D. S., Sacramento, California
  Niles F. Guichet, D. D. S., Anaheim, California
  Sumiya Hobo, D. D. S., Tokyo, Japan
  Arvin Mann, D. D. S., Ft. Lauderdale, Florida
  William R. Scott, D. D. S., Vancouver, British Columbia, Canada
  Robert Swart, D. D. S., Rochester, New York
  Ernest W. Wagner, L. L. D., Brisbane, Australia

Earl Pound

人間の知性が成しうる最も貴い仕事は、創造主の御業を学ぶことである。
本書を神に捧ぐ。

まえがき

　Earl Pound先生は、この本に示されている多くの理念の発案者であり、総義歯研究財団およびその前身の研究会の創始者でもある。総義歯の審美性と発音の改善に多大な貢献をし、また義歯を使用している患者に対する心理的なケアでも有名である。

　義歯装着時にティッシュコンディショナーが利用できるようなった時、Pound先生は、これまで開発してきた技術にこの材料を利用しようと考えた。彼はティッシュコンディショナーを利用して、顎関節症と誤ったVerti－centric（訳者注：Pound先生が提唱した咬合位で、垂直的および水平的な顎位を同時に採得する顎位）を改善する治療を行った。こうして患者が心理的に義歯を受け入れやすくなり、総義歯に抵抗がなくなるほどの改善をみせた。

　1962年、Pound先生は自分の考え方を実用化するために研究会を発足した。まもなく、義歯を一定期間装着しながら改良する技術が開発できれば、多大な進歩になるだろうと考えた。そうすれば義歯を装着する患者は、義歯の違和感にも心理的にも徐々に慣れることになるであろう。研究会のメンバーの共同研究により、この本の骨子を成す独創的な方法と教材が開発された。他の地域の歯科大学の卒後研修課程で、この方法と教材が取り上げられた結果、同様の研究会が結成され貴重な貢献をしている。最初の研究会の会員名と他の地域の研究会の会員名が、この本の別の箇所に記載してある。

　研究を始めてすぐに、直線的技法（訳者注：従来の義歯製作法。以下、従来の技法とする）には多くの欠点があることがわかった。第一に、研究会のメンバーの長年の経験と技術にもかかわらず、従来の方法で作った義歯は、患者が実際に装着してみるまで本当に合っているかどうか誰にもわからないことが明らかになった。往々にして義歯は患者の期待にそぐわないものであり、最終結果は不満足となる。このような状況が生ずるのは、歯科技術の限界なのか、それとも患者の無理難題なのか、それを論じても意味がない。義歯の製作中に、患者と歯科医が仕上がりに納得がいくまで話し合いをしながら、義歯の調整ができるようにする技術が必要であった。もし義歯に不具合があった場合、このような方法をとれば歯科医は訳の分からない患者から守られ、患者は無能な歯科医から護られる。

　第二に、欠陥のある義歯の長期使用によって、傷ついた口腔組織が正常な状態に回復するのに、充分な時間がとれるような技術が必要とされた。顎堤の組織が正常な状態を取り戻すのに合わせて、義歯と材料と技術を組み合わせて義歯床を変えていくことが必要であった。この過程で咬合位と咬合高径を簡単に一部修正する方法を取り入れたり、審美性や音声学的な理由で前歯の位置を変えたり、必要に応じて上下の前歯をすっかり置き換えることも起こってくる。

　最後に、治療中の患者をある時点まで観察すると、その治療が成功裡に終わるか否かについての手掛かりが得られるであろう。これらの課題を研究した結果、新しい義歯製作技術を導入するには、四つの段階が必要であることがわかった。第1段階は、患者一人一人がもっている義歯についての問題点を把握すること、そして、この新しい義歯製作技術と

プロセスについて患者が理解できるよう教育することである。第2段階は、暫間義歯または診断用義歯の製作であり、第3段階は、これらの義歯を用いて口腔組織の回復と噛み癖なども含めて正しい噛み合わせのリハビリを行うことである。もしこの時点で患者の協力が得られなければ、この時点で治療を終了することもありうる。第4段階は、これらの義歯の装着中の記録を集約して、それに基づいて本義歯を製作する。

　この第4段階の開発は、研究会の当初から進められ、各段階で必要な技術と方法が集約されてこの本が出来上がった。主要段階の技術の開発と、調整前および調整中の口腔組織の反応の研究、義歯によるリハビリがうまくいかない患者の内分泌検査の研究が同時に行われたことは、興味深く注目に値する。咬頭対窩の関係を改良するために、臼歯部の人工歯排列の具体的方法が開発された。

　この本の読者は、試され検証された技術を学ぶであろう。読んでいくとこれは易しい方法ではないし、またなじみのある従来の技法とは異なることに気づくだろう。この方法では、治療の段階で患者の持つ身体的あるいは心理的な問題を明らかにし、その解決法も見出すことができる。患者の義歯によるリハビリテーションは、その完璧性において現在この他の方法では不可能であるというのが最終結論である。

　私は、これを歯学部の学生用に現在使われているテキストと入れ替えようとは考えていないことを明記しておきたいが、この本には義歯製作で使われる様々な技法に関する多くの考え方や、入れ歯を使用している患者の心理面での管理について、大学院生と学生の両者で有益に利用できる考え方が示されている。

Benjamin W. Oesterling, D. M. D.
San Luis Obispo, California

目　次

第 1 段階：初診
　　患者へのアプローチの理論 …………………………………………………… 15
　　患者情報の収集 ………………………………………………………………… 16
　　義歯の多様性に関する患者教育 ……………………………………………… 17
　　口腔内診査 ……………………………………………………………………… 19
　　料金の見積りと治療の中止 …………………………………………………… 19

第 2 段階：人工歯選択と一次印象
　　理論と方法論 …………………………………………………………………… 21
　　定義と材料 ……………………………………………………………………… 22
　　人工歯選択 ……………………………………………………………………… 22
　　一次印象 ………………………………………………………………………… 24
　　技工操作 ………………………………………………………………………… 25

第 3 段階：人工歯の位置と Verti － Centric
　　従来の作製法とは異なる本法の理論と背景 ………………………………… 27
　　定義と材料 ……………………………………………………………………… 30
　　上顎前歯の排列 ………………………………………………………………… 31
　　下顎前歯の排列 ………………………………………………………………… 32
　　Verti － centric の採得 ………………………………………………………… 32
　　切歯誘導の価値 ………………………………………………………………… 34
　　2 回目の技工操作 ……………………………………………………………… 35
　　非典型的な "S" position の解決法 …………………………………………… 36

第 4 段階：患者の満足と仮義歯
　　理論 ……………………………………………………………………………… 41
　　定義と材料 ……………………………………………………………………… 42
　　上顎前歯のチェック …………………………………………………………… 43
　　下顎前歯のチェック …………………………………………………………… 43
　　患者の満足の獲得 ……………………………………………………………… 43
　　仮義歯の技工操作 ……………………………………………………………… 44

第 5 段階：仮義歯の装着
　　患者のリハビリテーション（咬合機能回復）の理論 ……………………… 47
　　定義と材料 ……………………………………………………………………… 48
　　義歯の装着 ……………………………………………………………………… 50
　　ティッシュコンディショナーの使用法 ……………………………………… 50
　　ティッシュコンディショナーの解釈 ………………………………………… 52

第 6 段階：ティッシュコンディショニングとリハビリテーション
　　漸近的な改善の理論 …………………………………………………………… 55
　　定義と材料 ……………………………………………………………………… 55
　　ティッシュコンディショナーの管理 ………………………………………… 56

　　　　床縁部の調整と延長 ………………………………………………………………… 57
　　　　咬合と義歯の位置 …………………………………………………………………… 58
　　　　ジグの使用法 ………………………………………………………………………… 59
　　　　審美性に関する考慮 ………………………………………………………………… 60
　　　　ティッシュコンディショニングの基本的な作業 ………………………………… 61
　　　　リライニング ………………………………………………………………………… 62

第7段階：最終処置
　　　　最終工程の理論 ……………………………………………………………………… 65
　　　　定義と材料 …………………………………………………………………………… 66
　　　　審美性の最終的なチェック ………………………………………………………… 66
　　　　精密印象 ……………………………………………………………………………… 67
　　　　フェイスボウトランスファー ……………………………………………………… 68
　　　　中心位の採得 ………………………………………………………………………… 69
　　　　予備義歯の作製法 …………………………………………………………………… 71

第8段階：咬合器上での最終操作
　　　　精密な複製義歯作製の理論 ………………………………………………………… 73
　　　　定義と材料 …………………………………………………………………………… 74
　　　　咬合器付着 …………………………………………………………………………… 76
　　　　ワックス義歯への歯の移行 ………………………………………………………… 76
　　　　審美的な改善と咬合器調整 ………………………………………………………… 77
　　　　臼歯の排列 …………………………………………………………………………… 78
　　　　自然感のある歯肉形成の価値とその方法 ………………………………………… 79
　　　　義歯の色付け ………………………………………………………………………… 83
　　　　重合と研磨 …………………………………………………………………………… 85
　　　　研磨作業を軽減するフラスキング ………………………………………………… 86

第9段階：義歯装着
　　　　義歯床粘膜面調整の理論 …………………………………………………………… 89
　　　　定義と材料 …………………………………………………………………………… 90
　　　　中心咬合位の改善 …………………………………………………………………… 91
　　　　機能的な咬合干渉の除去 …………………………………………………………… 92
　　　　前方へのシフト ……………………………………………………………………… 93

パントグラフ法
　　　　理論 …………………………………………………………………………………… 95
　　　　定義と材料 …………………………………………………………………………… 96
　　　　臨床および技工操作 ………………………………………………………………… 97

要約 ……………………………………………………………………………………… 102

参考文献
　　　　Dr. Pound論文の要約 ……………………………………………………………… 104
　　　　Dr. Poundによる論文 ……………………………………………………………… 108

索引 ……………………………………………………………………………………… 109

序　論

　「歯科補綴学は精密な科学とは程遠い。」これは歯科補綴学者によって真理として広く受け入れられている言葉である——しかし、それにもかかわらずほとんど全ての総義歯の技術は、まさに科学として発達してきた。しかもきちんと科学的に段階を踏んで発達してきており、それぞれの段階はそれ自体として完全なものである。もし各段階が完全に行われていると推定するならば、その段階全体からは完全な義歯が作られ、患者にとって全て満足のいくものとなるのである。1＋1＋1＋……イコール結果という考え方は、総義歯技術の核心を成している。このような直線的な方法は標準的線形技法と呼ぶことができよう。

　このような従来の技法のいかなる段階も、完全には程遠いという事実はさておき、従来の技法による義歯は、それを装着する患者にとって治療を長びかせることになる。口腔組織の回復の必要性、顎関節症、誤ったVerti－centricの習慣を改善することは、従来の技法ではできない。従来の技法による義歯では、患者と家族は義歯の噛む機能や微妙な見た目や話し方を改善するために、歯科医がどんなことをできるかを知ることができない。

　これまでの研究のまとめとして、このマニュアルでは新しい義歯製作の考え方を紹介している。この考え方では、義歯を最終的に装着する前に、治療中に起こってくる諸問題に対処しながら義歯を作っていくということを前提としている。仮義歯とティッシュコンディショナーを用いることにより、義歯を入れている人の装着感が改善される。こうして総義歯による補綴の最終目標に一層近いもの、つまり装着感が良くて噛みやすく、見た目も自然で話しやすい義歯を患者に提供することが可能になる。

　このような臨床研究のお蔭で、患者によってはたった3回の治療で簡易な従来の技法を用いて義歯ができる。Linear denture（訳者注：従来の方法で作製する義歯で、以後"従来の義歯"と呼ぶ）を作れる患者かどうかを慎重に見極めなければならない。仮義歯でティッシュコンディショニングをする必要のない患者もいるし、金銭的負担から簡潔な技法しか使えない患者もいる。

　従来の技法と新技法を組み合わせ、従来の技法でマイナスな問題が生じる場合は、新技法を応用しながら治療を進める。大切なのは簡単な問題に余分な手を加えることではなく、最も複雑な問題を同時に解決することである。

　このマニュアルの要旨は九つの段階で提示し、各段階には総義歯を作りあげていく際に成すべき明確な作業が示されている。各段階は下記の構成内容となっている。

セクションA（理論）：
　それぞれの方法や技法が用いられる理由
セクションB（定義）：
　関係する語や語句の意味
セクションC（材料）：
　この段階で必要とする材料のリスト
セクションD（段階的治療過程）：
　実際に患者に対して行う臨床的なステップ
セクションE（実験）：
　次の段階の準備として必要な処置

　本書は歯科医師用のマニュアルであり、患者管理とケアのあらゆる面について詳細に述べられている。歯科技工士が行う製作過程については、別に72枚のカラーイラスト入りの歯科技工士用マニュアルがある。

　このマニュアルで概説されている考え方と技法は、非常に役立つものである。40年間にわたる

私の強い願いは、歯を失った患者に最高の代替品（義歯）を提供することである。ひかえめに言っても大変な道のりであった。この新しいマニュアルに簡単な方法や明確な指針が盛り込まれ、私が自信をもって書いたものである。このマニュアルが、患者はもとより、ひどく自信を失っている歯科医の方々にも役に立つことができればありがたい。

第1段階：初診

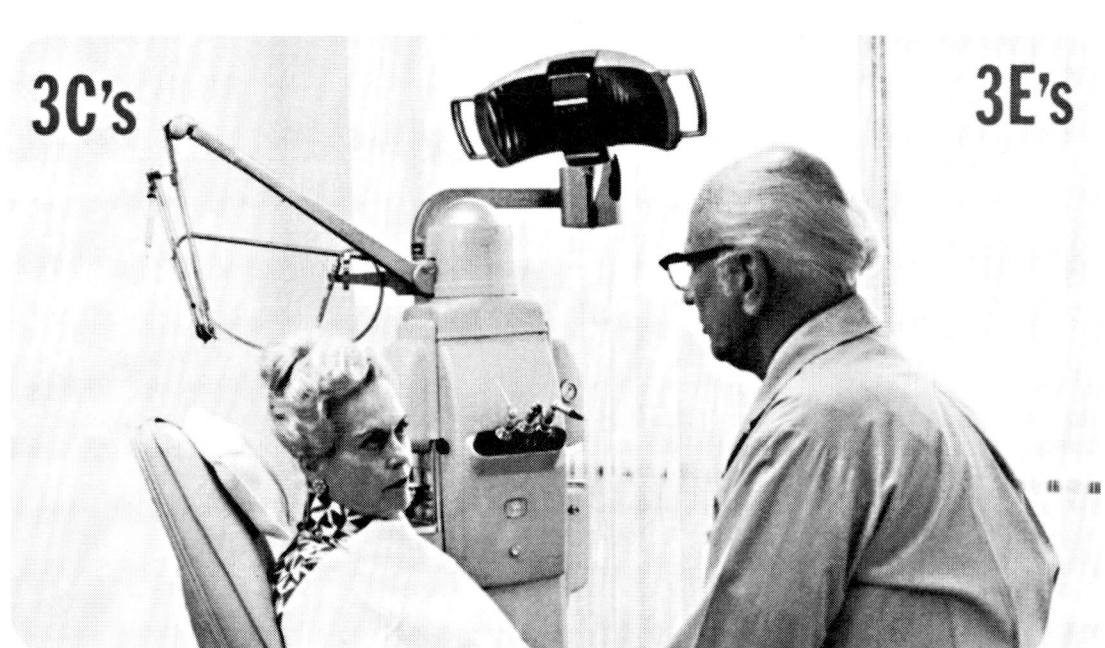

A. 理論

　初診だけでなく歯科医と患者のコミュニケーションによる理解は、歯科医が患者に対して行うあらゆる治療において大切なことである。これは義歯を作製する際に最も考慮しなければならない点である。粘膜および骨の上に装着される義歯は、食物を咀嚼したり会話をしたり、顔に調和と美を生みだす手助けとなるように作製すべきである。

　義歯の不具合に対する不満は、上記の目的を満足させる義歯の製作がいかに困難かを患者の多くが理解していなかったり、あるいは義歯を使いやすいものにするために患者が果たす役割を理解していないために生じる。患者はしばしば現実以上のものを期待し、その結果不平不満を感じ、自分達の不満を歯科医に向けてくる。こうした精神的ストレスや義歯に関する心配事を、じっくりと聴く時間と場所を提供するのが初診の目的である。

　したがって、歯科医は総義歯を装着する予定の患者と充分な話し合いができるよう、少なくとも45分は予約の時間をとっておくべきである。最初の診療は、患者と歯科医はお互いにどの程度を期待しているかを知るのである。患者は、義歯の多くの利点を知るべきだが、同時に義歯固有の欠点についても充分に知ってもらわなくてはならない。最終的に患者によくあった義歯を作製するために、治療期間が延長されることがよくあるので、治療期間を多めに想定すべきである。それに基づいて治療の料金を設定する。初診で時間をとって、ゆっくりくつろいで話し合いを進めていくと、患者も情報をもたらしてくれ、それによって義歯の成功度が高まるのである。

　初診の目的は、義歯作製の手順を順序だてて説明することである。それによって患者との望ましい信頼関係が得られる。患者から必要な情報を得たり、患者の好感度を得る五つのコツがある。

1. 歯科医は患者から本質的な情報、特に患者の問題点や不満について情報を得る。
2. 患者に義歯を作るとどういうことが期待できるかを教える。
3. 診断用義歯を使用する理由と、口腔内および金銭面両方の利点を説明する。
4. 患者の義歯をはずし、口腔ならびに全身の健康状態を診察し記録する。
5. 料金を見積り、支払い方法を示す。そして本義歯を作る前までのお互いの支払い責任を明確にする。

この五つのステップは、いわゆる3Eおよび3Cと呼ばれ、繰り返される。3Eは歯科医側の見方である。つまり順序から言うと、①評価（evaluate）、②教育（education）、③見積り（estimate）である。これは歯科医が相談を効果的にするためのガイドラインである。3Cとは患者側が感じている基本的不満である。すなわち、①疼痛、②外見、③噛みにくさである。歯科医は患者にこの3つのことをよく考えてもらうことが必要である。特に現在の義歯に不満があり、義歯についての理解がない患者には、しっかりした教育が必要である。この3Eと3Cの兼ね合いで料金が設定されるからである。

B. 定　　義

初診（Consultation Appointment）

　総義歯を装着する予定の患者の初診では、まず患者の話を聴きながら、歯科医は治療に必要な口腔内の状態と全身的および精神的な状態を診察する。この診察の中で、患者が義歯に関して持っている認識、順応性および現実的な期待の程度が明らかになる。

C. 資　　料

相談の概要書

　総義歯を装着することになる患者に対して渡す書類で、義歯作製の理論とその製作課程が記載されている。患者用に考案された書式は20ページに記載されている。

D. 初　　診

　初診時に、歯科医は次のことを評価しなければならない。患者が満足する治療を行えるのか、また満足のゆく義歯を完成させるのにどのくらいの時間が必要かということである。患者の歯科医に対する好感度は電話で確かめられる。感じのよい協力的な電話の答えが返ってきた時には、それは患者がこちらに好意を持っていることを示す。否定的な応対の場合には、今後の評価にそなえてそのことを予約表に記しておく。待合室での行動、例えば問診表に書き込む時の態度も、患者のプラス要因やマイナス要因として記録しておく。こういった患者の反応はよい手がかりになり、マイナスの多い患者は協力的でなく、後に余計な問題を投げかけてくることが多い。受付の担当者は、こういったことを観察して、歯科医に報告すべきである。

ステップI　話し手は患者—聞き手は歯科医

　私の意見では、義歯を装着する予定の患者の初診には、診療台が最も適切な場所である。患者が座るのに適しており、事務室のようなところではかえって不安を抱かせる。くだけた丁寧な会話で始め、なごやかな挨拶を交わした後で"入れ歯でお困りのようですね"といった簡単な質問をすると、さらに突っこんだ対話に入っていける。歯科医は患者の言い分とその言い方を注意深く聴かなければならない。誘導尋問により患者の3C（痛み、外見、噛み具合）をすべて引き出すことによって、診断に必要な情報を得るが、まず、たいていは不満が出てくるものである。

　その不満が何であれ、歯科医の方からそれについてより詳しく質問を続ける。外見が気に入らないか、噛み具合なのか、義歯を入れると痛いのか、安定しないのかという事柄について質問をしていく。いつも義歯に不満をもっている患者は、親身になって聴いてくれる相手がいると、どんどん話をしてくれる。患者の不満が多ければ多いほど、歯科医はその治療にあたってより多くの問題に直面し、このような患者に満足のゆく治療をするには、通常以上の料金と時間が必要だということを予想しておかねばならない。

　義歯そのものの他に、歯科医が評価すべき要素がある。それは義歯に対する患者の適応力である。これを調べるには、新しい靴や眼鏡、特に遠近両用メガネあるいはコンタクトレンズ、補聴器などについて質問してみることである。これら新しいものに適応力のある患者は、義歯を受け入れやすい。

　不健康な生活習慣や飲酒なども、義歯の適合にとって有害な要素である。質問をしてデータをとってみれば、このことは明らかである。

　一方、健康で適応性のある患者は多くいる。このような患者は、理路整然と新しい入れ歯が欲しい理由を述べ、前の入れ歯はうまくいったことを長々と話す。

　その患者は、協力的で適応力のある人柄だということがわかる。その他の要因が同じならば、これらの患者には通常の基本料金ですむであろう。

　3つのC（不満）を理解し、患者の健康状態、協力度そして適応力を評価すると、患者の話を聴く段階は終わりである。今度は、歯科医は患者の不満の内容について教育を行い、特に割増料金を必要とするようなタイプの患者だとわかったならば、どう教育していくかに目を向けるべきである。

ステップII　教育—歯科医が話す

　最も効果的な教育方法は、患者に思いやりの気持ちを表すことである。患者の義歯についての不満はよくわかったので、義歯製作に当ってどんな協力をしてもらいたいのかを話す。義歯を作る方法が前の先生のものとは大分違っており、この新しい治療法を知ればきっと喜んで貰えるだろうという点を患者に気づかせる。

義歯は松葉杖である

　すべての義歯は単なる松葉杖にすぎないのだと患者に教える。義歯は人体の失われた部分に変わる補綴装置にすぎず、その人工の部分は元の部分と同じような働きをすることは決して期待できないのだと。義歯は実際にそれとはわからないほど巧みに作ることができるが、その安定性や咀嚼能力には個人差があるということを知らせる。

義歯の性能には個人差がある

　すべての患者が完璧で機能的な義歯を入れてもらえるとは限らない、ということを知らせるべき

である。義歯に満足する患者がいるのは事実だが、すべての患者を満足させることはできない。次に、個人差について概略しておく。

1. 義歯を支える骨の状態の個人差と、義歯の安定性および咀嚼能力に及ぼす影響
2. 患者の適応性には非常に幅があること（適応性のある患者は難しい義歯でもすぐ使いこなす術を身につける。基礎となる骨が貧弱で適応性の乏しい患者は、通常より多くの時間と気づかいと処置が必要であり、そしてもちろん料金も高くなる）。
3. 患者の健康と組織の状態の大きな違い（そういうことがわかった場合は、問題となっている組織を見直し、治療するための医師の介入が望ましい）。
4. 患者の協力度（義歯製作の各段階で患者が十分に協力しなければならないということを教える必要がある。ここでは患者が敵対心をもたないように、患者を優しい気持ちにする時である）。

問題のある患者に対しては上記の内容すべてを説明すべきだが、初めから協力的な患者にはここまでする必要はない。しかしながら、すべての患者に義歯の製作には患者の協力が必要なことを伝えておかなければならない（ここで第1人称の立場に戻って次のように言うのも効果的である）。"あなたがかかえている歯科の問題がたとえ何であろうと、それはあなたの問題であって私の問題ではないんですよ！"断固とした態度をとることによって、患者は病気を治すために医者の門を叩くのであって、日用品の買い物に来ているのではなく、医者の処置を受けに来ているのだということを理解する。

ステップⅢ 新しい方法

この説明に続いて、より良い機能印象がとれるようになり、最新の研究や臨床試験の結果、口腔、顔貌および顎関節を若返らせる、より実際的な方法が可能になり、義歯の成功が予想できる印象を採れるようになったことをある程度詳しく話す。新しいティッシュコンディショナーと技術が開発され、それらが組織の回復に果たす役割について説明する。また合わない義歯をはずして、変形したままの顎堤の精密印象をとり、その印象から快適な義歯を作り出そうなどと期待するのは、非常に非現実的だということを説明する。

従来のやり方では、義歯ができ上がるまで、歯科医も満足のいく義歯ができるのかどうか確信がもてなかったことについて、触れてみるのもよい。その結果、不満足な義歯があとを絶たなかった。今度の方法は、こういった諸問題を克服するためのものだということを説明する。診断用義歯を作製し、顎堤の組織を再調整することが可能になったことを説明する。

最終的な義歯は、次の三つのことが達成されてはじめて製作が始まる。

1) 患者が歯科医との関係に満足しており、口腔組織が正常で健康であること。
2) 歯科医と患者から見て、診断用義歯と顔がなじんでいること。
3) 患者が現在の診断用義歯の安定性と咀嚼能力に満足しており、この状態なら最終的な義歯を製作しても満足できるであろうということ。

理由は何であれ、これらの三つの点すべてが満たされない限り、歯科医の側からなり患者の側からなり、最終的な義歯の作製をとりやめることができるということを明確にしておく。なぜなら三つのうち一つでも達成されていなければ、最終的な義歯は患者にとって不満足なものとなるからである。ここで中止する場合には、患者は義歯に関する様々な問題を解決しようとして、その時点までに行った治療に対してのみ歯科医側に支払うことを同意しなければならないが、その額は全体の料金からみればごく僅かであろう。

ステップIV　口腔内診査

　口腔内診査は上記の患者教育がすんでから行う。この後の口腔診査では、歯科医はどの患者にも口腔内の現状について率直かつ自由に述べてよい。患者の不満を聞く前に口腔内状態を見てしまうと、患者は歯科医が弁解がましいことを言っているととってしまう。歯科医は患者の話しを聞いてから系統的に所見を述べる。口腔内の状態は予想したよりも良い場合と悪い場合が実に多くある。一見状態が良さそうにみえても、それが慢性的に不満を訴える患者である場合がある。このような場合は、予想より時間がかかることがあるので、料金の設定に気をつける。また、非常に口腔内の状態が悪いのに、それなりに現在の義歯に満足している患者の場合も、慎重に評価する必要がある。こういった患者は適応力を持った人で、それはそれで好ましいことではあるが、古い義歯に慣れているためであり、吸収が進んだ状態でも新しい義歯を入れれば、咀嚼能力が格段に良くなると期待していることがある。

診査のポイント

　特別に注意すべき解剖学的な要点は以下の通りである。

1. レトロモラーパッドの有無
2. 後顎舌骨筋空隙が利用できるかどうか。指のはしをその部分において、患者に舌の先を反対側の口角に軽く触れさせて検査する。指に感ずる圧力と、その部分にある利用できる空隙の量が、これから作製する義歯の安定の指標となる。
3. 顎堤の形態と筋と小帯の位置
4. 粘膜の色と状態
5. 軟弱で肥大した組織（フラビーガム）。不適合の義歯の装着によって義歯を支える組織の色が変化してしまうことも考慮にいれる。
6. 顎舌骨筋線。鋭い隆線は常にマイナス要因となる。

　口腔内診査を終え古い義歯を口の中に戻し、結論を患者にわかりやすい言葉で伝える。これで初診時における患者教育が終わる。最後に、起こりうるあらゆる不測の事態についても、備えておかねばならない。それは問診や診査により必要となる外科手術、例えば筋付着部位の処置、鋭い顎舌骨筋突起やフラビーガムの除去などである。診断用義歯をつけている間の口腔外科手術は、通常は患者の負担で行うということを伝えておく必要がある。その理由は、ティッシュコンディショニングを行うと、予想される外科手術の必要がなくなることがよくあり、診断用義歯が術後の補助となることがあるからである。

　病的な粘膜の状態が、長年の痛みなどと相まって、内分泌腺治療を含む医者の治療が必要となることがある。

　予後や口腔内にどんな問題があるかを患者に話しておく。たとえば、上顎は一見良さそうに見えても、下顎は極めて難しいといったこともある。義歯が完成したら、無歯顎のレントゲン写真を撮ることを説明する。もし、外科手術が必要なことがわかれば、治療義歯を使用している間に患者負担で行う。

ステップV　料金の見積りと治療の中止

　このような説明を進めていけば、見積りの提示もすんなりいく。見積りには2種ある。その一つは、義歯のタイプによる一般的な見積りである。もう一つは特に難症例の患者の場合であるが、通

常の基本料金に加えて、義歯を作製する際の問題点を解決するために追加すべき料金を合わせた額で示す。患者のもつ特有の問題により必要となる追加料金は、その外の難しい処置に要する料金を含め患者には知らせないでおく。

　患者から治療に要する時間を聞かれることがよくあるが、組織を調整したり満足のゆく審美性を得るのに要する時間は、患者さんによって異なるので、正確な予測はできないことを説明する。義歯を装着した時の顔貌の改善や、どのくらい噛めるようになるかなどについての質問が出たら、そのために診断用義歯を装着するので、装着することによりいろいろなことが明確となり、それは言葉で説明するよりもっとよく判るから、様子をみましょうと答える。

　患者が治療を中止する際には、同意書を見なおしてもらう。この同意書には歯科医師の名前を書き入れておく。下記に、私が長年にわたって使用し、説明した内容の要点を網羅した同意書を示す。中止することを決める前に、この同意書を読んで話し合った内容を思い返し、義歯作製に用いる治療法と請求額を評価するよう患者に求める。

　簡単な従来の義歯の製作を希望する患者に対しても、新しい方法を説明する。従来の技法には根本的に無理があることと、それに要する費用を簡単に話す。診断用義歯から作る方法だと、後で合わなくなった場合でも、追加料金で容易に作り直すことができる。

同意書

　Dr._____ との初診であなたは、満足のゆく顔貌と歯ならびを有し、あなた固有の口腔状態で期待できる咀嚼力をもった快適な義歯を作る方法を勧められました。なぜ義歯の安定性と咀嚼能力は患者によって異なるのか、またなぜ義歯を完成するのに先立って、治療義歯を使って口腔組織および顔貌を回復させることが望ましいかの説明を受けました。

　この同意書は、Dr._____ が完成義歯に用いるのと全く同一の歯を使って、まず簡単な治療用義歯を作ることをお約束します。これらの歯はDr._____ とあなた自身の双方が満足するまで慎重に選択されます。義歯は弾力性のある材料で裏打ちされ、その材料は顎堤と義歯との間に入れられます。この軟らかい裏装材は時間をかけて変化し、組織を回復し、そしてよく噛めるようになります。治療義歯を装着している間に顔貌と歯の改善がなされます。快適さや外見や咀嚼力が充分に得られたら、裏打ちの無い完成義歯を作製します。

　特別な事情がなければDr._____ は、この治療義歯を使う方法によって義歯を作るのに要する料金を見積ります。もしこの新しい方法で義歯を作る決心がついたら前金としてその3分の1を支払い、完成義歯を作ることを前提として治療義歯を作ることをお互いの間で合意した時点で3分の1を支払い、残り3分の1は完成義歯を装着するときに支払うものとします。

　治療義歯を装着中に歯科医か患者のどちらかに満足が得られず、治療を中断することもありえます。万一そのような事態になったら、Dr._____ にあなたの義歯の問題を解決しようとして費やした時間に見合う料金を支払うことになります。

第2段階　人工歯選択と一次印象

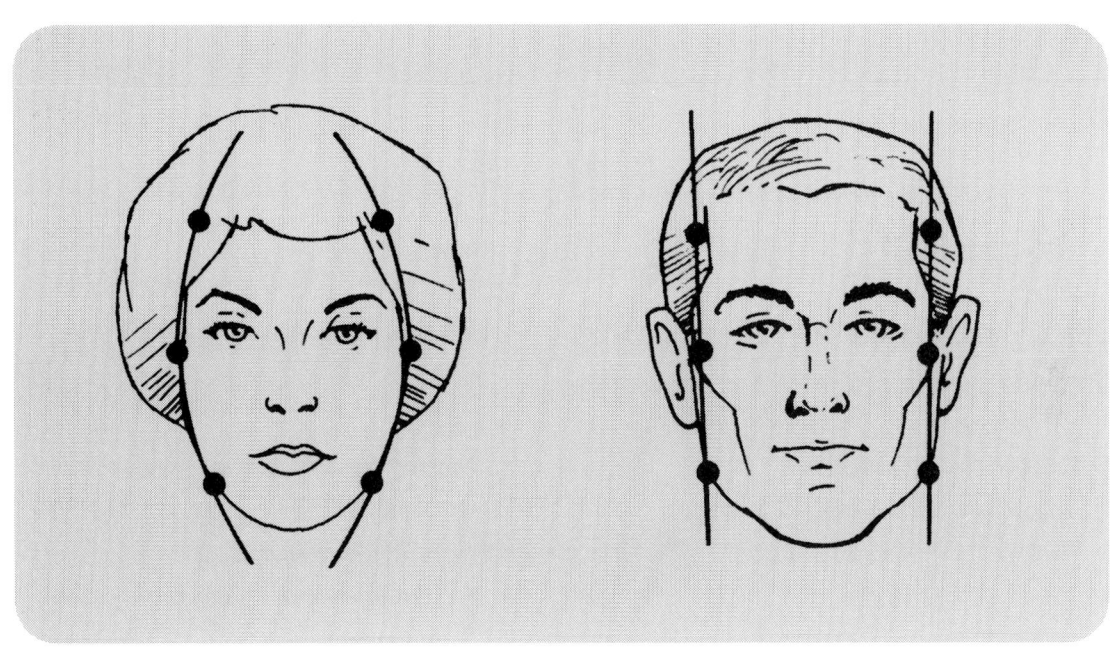

A. 理　　論

　第1回目の治療では二つの作業を行う。最初の作業は人工歯選択の手助けとなるよう、患者自身の歯に関して入手できうる限りの情報を集めることである。自分自身の歯の情報がない患者さんの場合、人間の歯は通常、顔の大きさ、形、色と調和がとれているというガイドラインを用いる。また、患者さんに横顔か歯が見えるように微笑んでいる写真を持ってきてもらうのも有益なことである。古いレントゲンフルム、歯列模型、前の義歯も役に立つ。選択した人工歯を排列して診断用義歯を作り、使用している間中ずっと観察し、必要があれば修正する。
　次の作業は、治療義歯を入れた状態で顎堤を修復する準備をすることである。適合性の悪い義歯を装着している状態で、最終印象をとるのはよくないやり方である。というのは、どうしても欠陥のある義歯を装着すると、組織が歪んでしまうことが避けられないからである。我々の主な目標の一つは、最終印象に入る前に組織の歪みをとり除き、組織を再調整することにある。一次印象には不可逆性のハイドロコロイドを使うのが適している。より良い印象をとるためのティッシュコンディショニングは、治療義歯を使用している間に徐々に行われる。治療義歯を使う治療法を受けられない患者には、最終印象を採る。このような印象は、適切な基礎床となる部分を覆い、辺縁と後方の口蓋の封鎖が効果的に行われていなければならない。

B. 定　義

1．最終印象（Final impressions）
（A）第7段階Dに概説してあるように、機能印象は治療義歯にティッシュコンディショナーを使用する。
（B）従来の最終印象は、1～2回の治療期間に術者の技術と知識を応用して行われる。

2．不可逆性ハイドロコロイド（Irreversible Hydrocolloid）：アルジネート印象材

C. 材　料

1．適切な顔面計測器
2．カルテ
3．穴なしあるいは穴あきのアルミまたはレジントレー
4．トレーをトリミングするための頑丈な鋏
5．Periphery wax（Surgident）
6．Yellow baseplate beeswax（S. S. White）
7．"Hold"トレー用接着剤（Getz）
8．アルジネート印象材
9．ラバーボールとスパチュラ
10．線が消えない鉛筆
11．人工歯モールドガイド（Trubyte、Myerson、Universal）
12．人工歯シェードガイド（Trubyte、Myerson、Universal）

技工操作用
1．Omnivac Vacuum Adapter（Buffalo Dental）
2．Omnivac シートレジントレー材。.080インチ──（Buffalo Dental）
3．Hard baseplate wax（Caulk Hi Heat #158）
4．Yellow speaking beeswax（S.S.White baseplate or Kay See Company）
5．Baseplate material（Dentsply）

D. 第1回目の治療

ステップⅠ　人工歯選択　以下のことを記録する

歯の大きさ
1．幅：外眼角から2.5～4cm後方の所で頰骨間の距離をはかる。
2．長さ：額の髪のはえぎわから安静位の下顎骨下縁までの距離をはかる。
3．これらの計測値を16で割ると、選択する中切歯の幅と長さが判る。これを記録する（図1）。
注）髪の毛のない人にはまゆ毛を上げさせる。一番上に見える皺が元のはえぎわである。

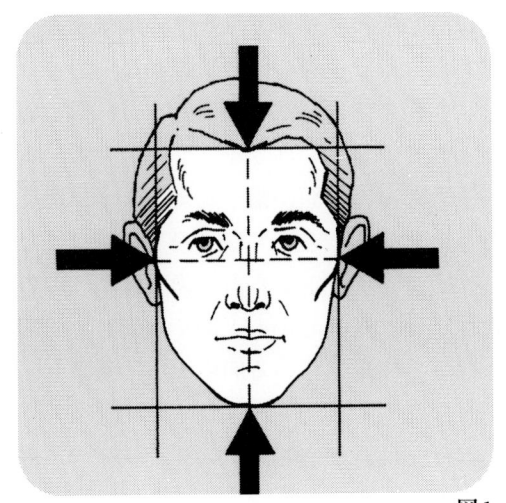

図1

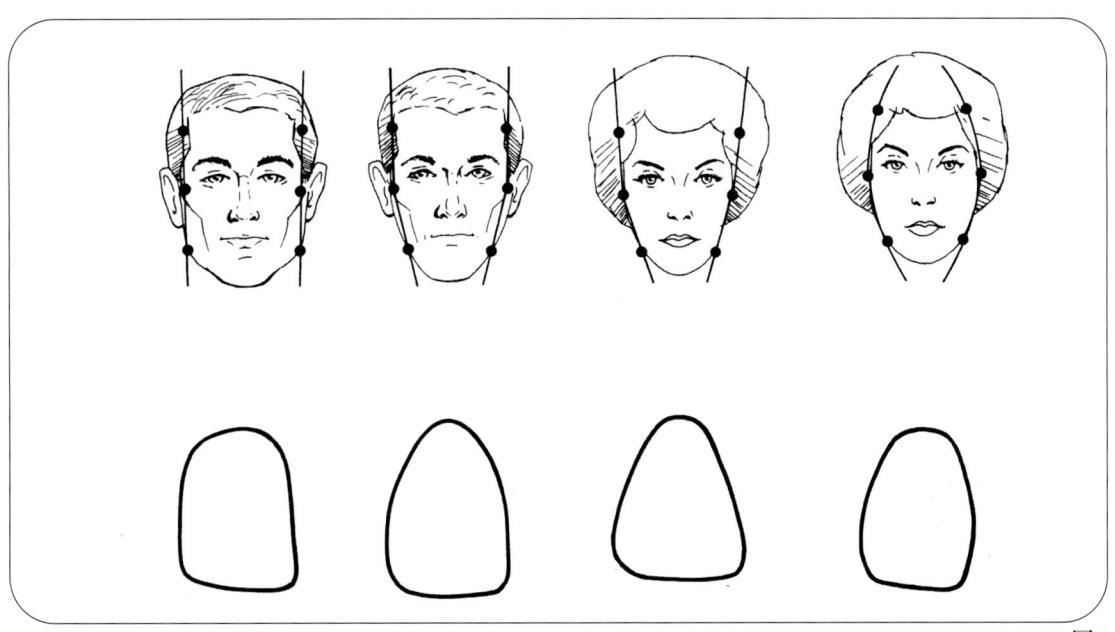

図2

歯の形態

1. **正面から見た顔の輪郭**：直定規を用いて、顔の形を方形（S形）、テーパーのついた方形（ST形）、テーパー形（T形）、卵形（O形）のいずれかに決める。評価する点は両側の額、頬骨弓、下顎角である。普通はいずれかの形になるが、他の要素も含まれる場合にはそれを記録する（図2）。
2. **側面から見た輪郭**：ストレート型または種々の凸型がある。参照する点は額と鼻下点とオトガイ部である（図3）。
3. **上面から見た輪郭**：歯の彎曲度を決定するために頬骨の曲がり具合を調べる。突出した頬骨により平な顔となるので、歯も平らなものを選択する。後退した頬骨では丸みを帯びた顔になるので、表面が彎曲した歯を選ぶ（図4）。一般的に逆さにした中切歯は、顔の形を1/16に縮小したものである。

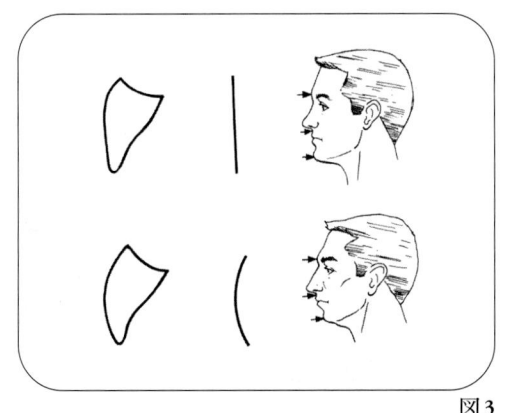

図3

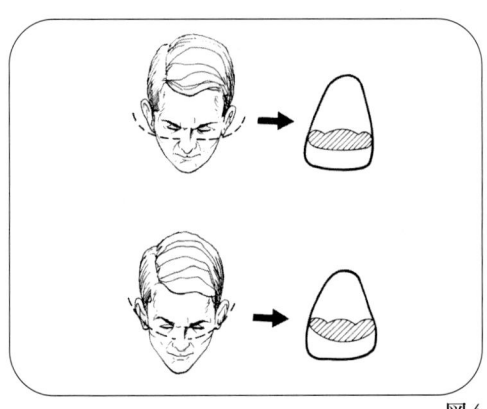

図4

Personalized Denture Procedures

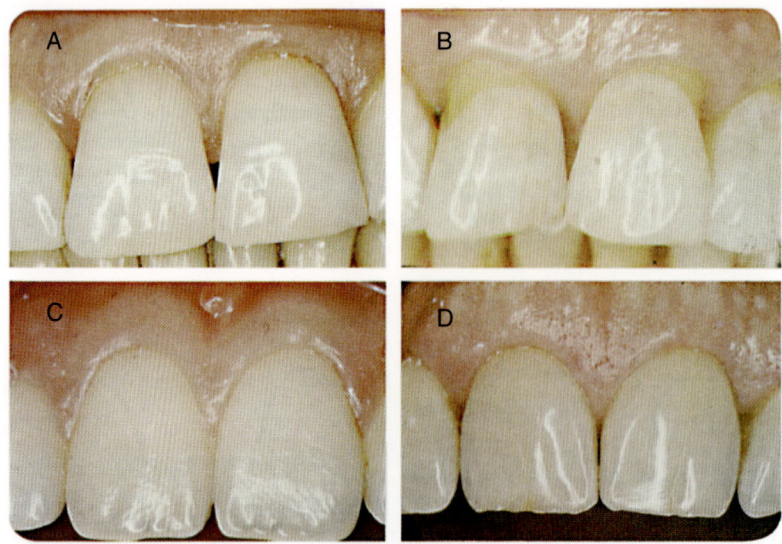

図5 切歯を示す.
A. ブロンドの人では完全なグレーの配色になっている。
B. 加齢に伴っておこるグレー調の低下。
C. ブルネットの女性に多く見られる歯頸部の黄色味がかった色調。
D. 高年齢のブルネットの女性にみられる著しい黄色の色調。

歯の色調

基本となる色は目、髪、顔色などを参考にして決める。一般的に、青い目でブロンドの人は、切歯の歯頸部に黄色味がない。歯は真珠色のグレー色が多い。ブルネット（訳者注：黒みがかった髪の；特に白人女性の髪の色）や赤毛の人では、毛の色の濃度に応じた黄色味を帯びる（図5）。

患者の前で歯を選択するのは、時間の無駄で余り意味のないことである。患者の顔のサイズ、形、色などに関するあらゆる情報を利用して、患者が帰った後で都合のよい時間に、モールドガイドやチャートなどを用いて行ったほうが良い。

ステップⅡ 以後のティッシュコンディショニングのための一次印象

1. 床基礎面を可能な限りカバーできるようなアルミトレーを選ぶ。
2. その大きさに合うようにトレーを切ったり曲げたりする。
3. トレーを口腔内に圧接した時、トレーと基礎面の間に隙間ができるように、上顎用トレーの口蓋面にビーズワックスでストッパーを置く。
4. 同じ目的で、下顎用トレーの顎堤部に3つのビーズワックスのストッパーを置く。
5. 両方のトレーの全周にSurgident社のPeriphery waxをつけ、わずかに温め、口腔内に入れて辺縁部の外形をおおよそ形成する。
6. ワックスとトレーの両方にGetz社の"Hold"という接着剤をスプレーし1分間乾かす（図6）。こうすると印象材がトレーとwaxにしっかりとつく。
7. アルジネート印象材を用いて下顎、そして上顎の印象採得を行う。
8. 口腔内の筋付着部位と古い義歯の辺縁を調べ、歯科技工士が床を作製するときにわかるように、線が消えない鉛筆でアルジネート印象材に外形線をトレースする（図7）。
9. 石膏模型と基礎床の技工指示書を書く。次の技工操作を参照のこと。

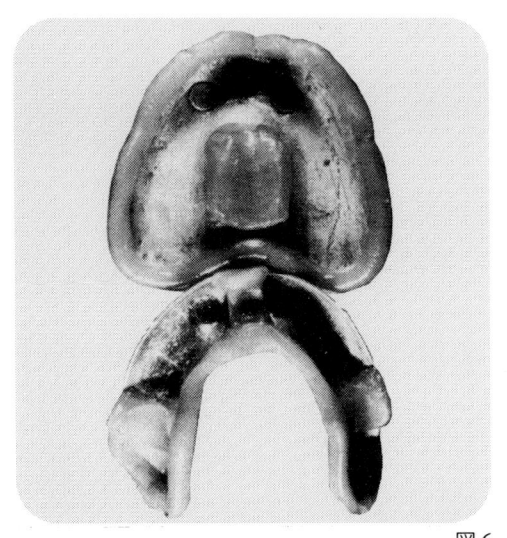
図6

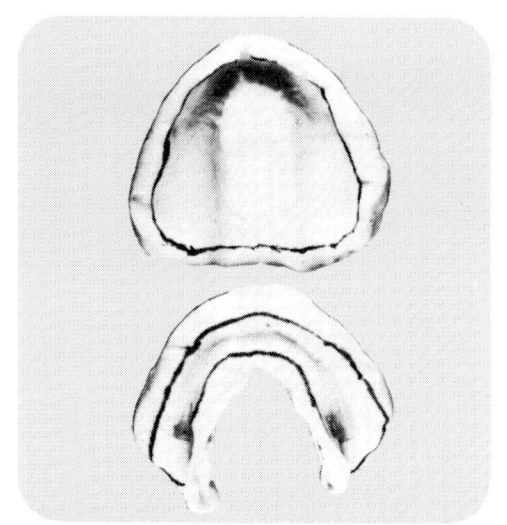
図7

E. 技工操作

ステップI
印象材に石膏を注ぐ。スプリットキャストマウンテングのための溝をつける。

ステップII
Omnivac社の2 cmのsheet resin（ピンク）もしくは同様の材料でしっかりした基礎床を作る。それは模型上に記された外形線より2mm小さく作る。

ステップIII
上顎の基礎床に咬合堤をつける。Caulk社の158番に相当するhard waxを用いる。rimは前歯部の部分は薄くし、後方部は歯槽突起と臼歯部の形になるようにする。

ステップIV
下顎の基礎床用には約2mmのhard waxを用いる。それを硬化させ、なめらかな辺縁を作る。4本の下顎切歯に相当する領域には、ビーズワックスで1.9 cmの高さの鑞堤を作る（図8）。

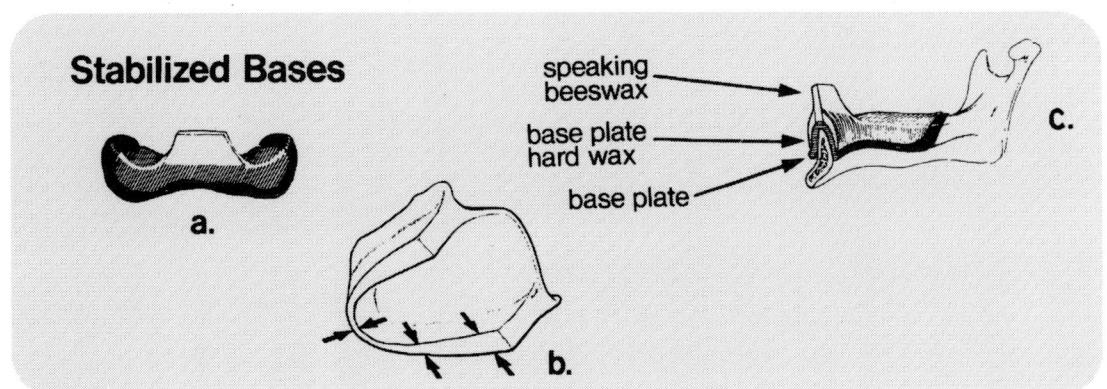
図8

第3段階　人工歯の位置とVerti─Centric

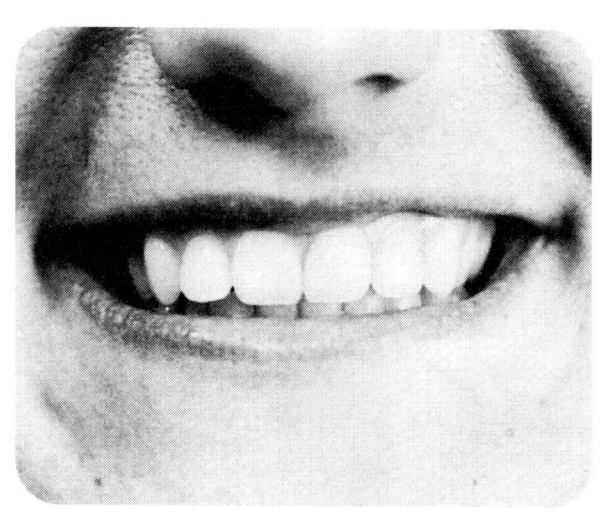

A. 理　　論

　私たちの研究団体の調査によれば、新しい義歯製作の考え方は、従来のやり方とは逆の方法である。組織が安定した後、まず切歯誘導の復元を行う。この方法は、ちょうど赤ちゃんの歯が萌出する順序を模倣している。歯のない幼児では最初に前歯が生え、何ヵ月か後に奥歯が生えてくる。また、永久前歯の場合も最初に生えて下顎の前方部のストップとなり、数ヵ月から数年後には臼歯が生えそろう。

　成人が歯を失うと、歯科医学的には幼児に戻ることになる。咬合の前方の構成要素である切歯誘導が失われ、下顎は咬合の後方要素である二つのフレキシブルな顎関節につられたハンモックのように自由に動く。以前は切歯誘導の本来の前方ストップを修復する方法が知られていなかったので、臼歯部の咬合堤を用いて残存している後方決定要素から前方へと人工歯を排列した。こうして咬合高径や中心咬合位、そして前歯と臼歯の位置が決められた。もし切歯誘導部の水平および垂直被蓋が存在すれば、この方法は用いられなかった。

　従来の方法とは逆に、まず切歯誘導を復元すると、咬合の三つの構成要素が口腔内で成立する。切歯誘導の後方接触はとりもなおさず下顎の前方ストップを意味し、最大咬頭嵌合位での咬合高径を決める鍵となる（図9）。そうすることによってverti─centricも自動的に確立される。この三脚効果を簡単に記録して咬合器に模型をマウントする。こうして臼歯の位置を決めるのである。

　この方法の基本的な手順は四つある。最初の三つのステップ、すなわち上顎前歯の排列、下顎前歯の排列、verti─centricの確立をすべての患者に行う。これら各ステップで用いられるコントロール法をこの第3段階で概説する。臼歯部排列については第8段階で詳細に述べる。

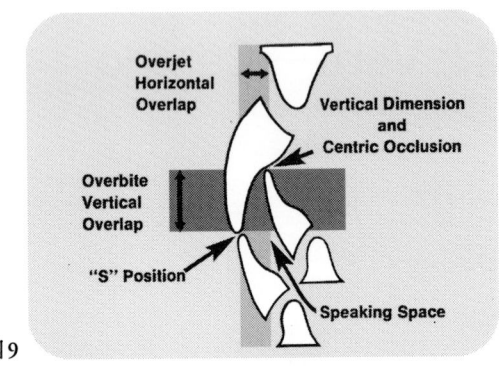
図9

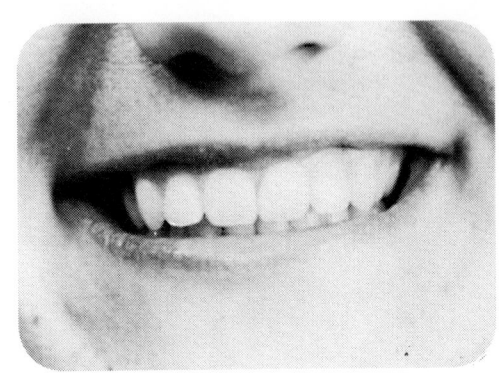
図10

作業の理念

1. 上顎前歯の位置付け

   四つの調整を総合的に行う。

   A. 審美的な前歯の歯ならび：この目的を達成するには、抜歯前の患者の記録、写真、レントゲンフィルム、局部義歯などが役に立つ（図10）。

   B. 口唇のサポート：繊細な口輪筋を持つ口唇の場合にリップサポートは非常に重要である。厚い口唇やひっこんだ口唇の価値は小さい（図11）。

   C. 解剖学的な調和：歯頸部、義歯の床縁そして口蓋部で自然な豊隆ができるように歯を排列する（図12）。

   D. "F" 音と "V" 音による口唇の閉鎖：FやVの子音を発音すると、6本の上顎前歯全ての切端は、上唇の内側縁付近で下唇にしっかりと接触する（図13）。

2. 下顎前歯の位置付け

   "S" 音をはっきりと発音すると、下顎前歯の切端は無意識のうちに上顎前歯切端の下側にきて、それらの間には約1mmのスペースが生じる（図14）。この標準的な "S" position は空間的に測定可能で、上下の切端がふれ合うと切端誘導における前歯の接触が記録される。

   典型的な "S" position は、"S" 音をはっきり発音した時に、上下前歯の切端間に存在する正常な関係と同じである。この時、下顎前歯切端は上顎前歯切端のわずか後方にあり、その間に1mmのすき間が生じる。この位置は最も前方で、発音するとき上下前歯が最も近接する位置である。

   非典型的な "S" position では、"S" position で生じるすき間と同じものが、上顎前歯の舌面に生じる。異常な "S" position は、舌と前歯あるいは口蓋との間で作られる。

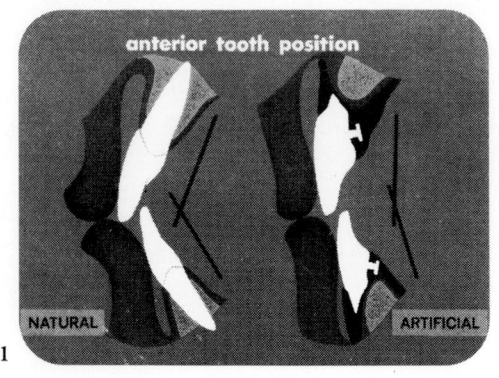
図11

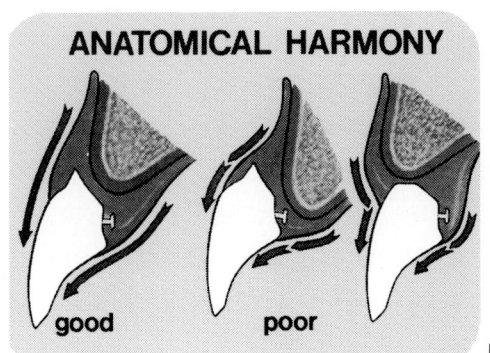
図12

このことを応用して下顎前歯を順次排列していくと、自然で機能的で美しい歯の排列を得ることができる。しかし、この患者がこの"S" positionで機能しないような非典型的な場合も若干ある。これら非典型的な症例の治療法については、この章の最後に概説する。

3A. Verti－Centric の採得

患者の傷んだ組織を修復する前に、咬合高径や中心位を決定すると、正常な筋緊張と習癖パターンを回復した後に、顎位の修正を余儀なくされることがある。しかし、切歯誘導の後方接触が回復され、咬合の二つの後方決定要素が損なわれていないならば、結果として完璧な三脚となる。下顎がリラックスした後方位から、下顎の前歯が上顎の前歯と咬合するまで閉口すると、咬合高径と中心咬合位が自動的に再現される（図9）。下顎がこの状態にある間に、この verti－centric の位置をきちんと記録する方法が残る唯一の問題である。

このために非常に柔らかい wax を用い、すでに決定された上顎の咬合平面に対する下顎の位置を記録する。閉口時に起こる咬合床の移動がなるべく生じないように、下顎の咬合床の前後的中央部分に wax をつける。後方部が咬み合うと wax は確実に上顎咬合平面につく（図15）。この記録は咬合高径や中心咬合位を決定する決め手にはならないが、口腔内で確立された三脚の状態を咬合器へ移すときの参考になる。

3B. もう一つの Verti－Centric の採得

歯を有する人で標準的な"S"の音を発音をできない患者が29％くらいいる。このような患者では、咬合した時に前歯が接触しない。このうちほとんどの患者はⅡ級の咬合関係を有し、タングスラストや舌たらずの発音をする。これらの患者では、会話時における歯と歯の関係、歯と歯肉の

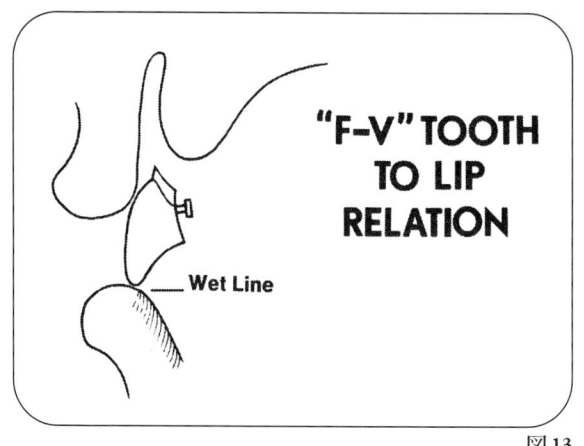

図13

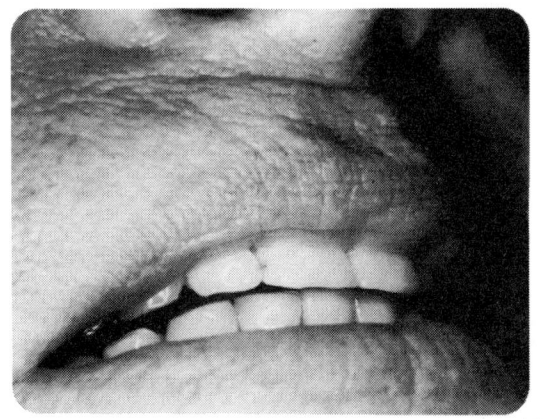

図14

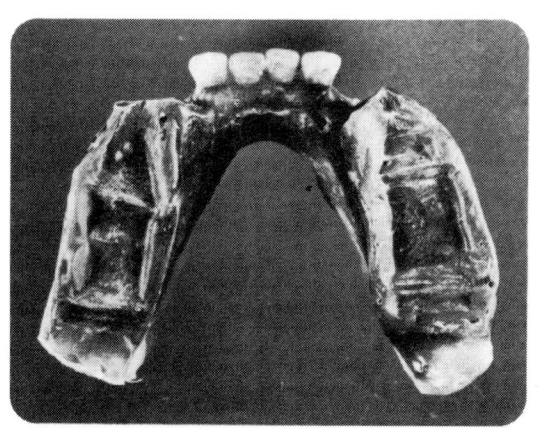

図15

関係を改善するのはほとんど不可能であり、概説した方法では前歯誘導を決めることはできない。こうした患者に義歯を作る時は、"嚥下法"によって許容できるverti-centricを生み出すことができる。

嚥下法は新しい方法ではない。Shanahan[1]によれば「唾液を飲み込む時、下顎は安静位から適正な咬合高径になるように挙上し、唾液が舌によって咽頭へと流れ込むと下顎は舌と共に後退し、自然に中心位をとる。」と述べている。非典型的なタイプの患者には、この嚥下法が利用できるが、治療義歯を装着してティッシュコンディショニングをしている間に、会話とverti-centricとの両方を調整すべきである。非典型的なタイプの患者には、従来の技法は向いていない。

4. 臼歯の位置

人工歯の排列位置を残存顎堤の中央に設定するのは誤りである。臼歯は元あった位置に排列するべきであり、こうすれば自然な美しさ、音声および咀嚼機能を作り出すことができる。1954年のPoundの報告書[2]には、この理論の根拠を述べている。

天然歯列を広く研究した結果、下顎臼歯の舌側面は、下顎犬歯の遠心からレトロモラーパッドの舌側面および頬側面に引いた二本の線の中にあることがわかった（図28）。下顎臼歯の人工歯はいつもこれら二つの解剖学的指標に従って排列され、次にこの指標により順々に上顎臼歯の頬舌的位置を決める。残存顎堤は不変ではなく、臼歯の頬舌的位置の決定に用いてはならない[3]。

B. 定　義

1. **唇面の形**（Labical Contour）：上唇を前後的および上下的に支持する咬合堤あるいは前歯の調整。
2. **切歯の長さ**（Incisal Length）："F"と"V"の発音時の必要条件を満たす上顎前歯の切端の位置。
3. **正中線**（Midline）：上下顎歯列弓と正中矢状面の交点。（Journal of Prosthetic Dentistry；以下JPD用語集）
4. **"F"と"V"の位置**：FとV音の発音が最もなめらかにできるような上顎前歯の切端の位置。FとV音を発音する際に、上顎前歯の切端が下唇内側の赤唇の境界線（dry-wet Line）としっかりと接触するように上顎前歯を排列することによって得られる基準となる位置。
5. **カンペル氏平面**（Camper's Line）：鼻翼下縁から耳珠の上縁に引かれた線。（JPD用語集）
6. **"S" position**："S"音を発する時の下顎の位置で、下顎前歯は最前方位でかつ最上方位にある。くり返し"S"音を発する時に、上下前歯の切端間には約1mmのスペースがある。
7. **Speaking wax**：下顎基礎床の4前歯の仮想される位置に使われる材料。それは"S" positionに合わせ、後に人工歯におきかえられる。
8. **垂直被蓋**（Vertical Overlap）：対合する臼歯が最大咬頭嵌合位で接触する時、上顎の歯が下顎の歯を垂直的に覆う量。
9. **水平被蓋**（Horizontal Overlap）：上顎前歯あるいは上顎臼歯が対合歯を水平的に越える量。（JPD用語集）
10. **中心咬合位**（Centric Occlusion）；中心咬合位は最大咬頭嵌合する位置である。義歯での中心咬合位は、上顎臼歯の咬頭が下顎の咬合面の中心窩に嵌合する位置であり、下顎は上顎に対して違和感なく後退した位置。
11. **Verti-Centric**：咬合高径と中心位を同時に記録する技術を示す用語。

C. 材　　料

1. 上顎だけに咬合堤があり安定した床を有する上下の模型。下顎の床は約2mmのhard waxで覆われ、4前歯部にはspeaking waxを有する。
2. 選択された前歯
3. Fox plane（Dentsply）（訳者注：咬合平面板）
4. アルコール火焰（Hanau）
5. ワックス器具
6. ワックス類
    a．Synthetic Occlusal Plane Wax（Bosworth）
    b．Yellow baseplate beeswax（S. S. White）
    c．ハードベースプレートワックス（Caulk Hi－Heat #158）
    d．スティッキーワックス（Kerr）
    e．ユティリティワックス（Kerr）
    f．Occlusal coordination wax thin（Miner）
7. ミリメートルゲージ（Boley）
8. 線が消えない鉛筆
9. 粉末義歯安定材
10. 氷水
11. 木製マッチ棒
12. 詩（"IF"）と読み物

D. 2回目の治療

ステップ I　上顎前歯の位置

1. 口腔内で上下の床を、床が広すぎる所や粘膜を圧迫している所がないか、臼歯部に充分な咬合面間の距離があるかなどをチェックする。
2. 予想される歯の長さと唇面の形に対して、蝋堤の前歯部分を精査する。できれば下唇を正しく支えるようにする。患者の古い義歯に一時的にユティリティーワックスを付けて用いることもある。
3. 会話時に舌側面の形態が快適なように上顎の蝋堤を調整する。
4. 正中線をマークし、一本の中切歯を排列してそれをチェックし、さらにもう一本を排列する。
5. 第3段階の29ページの図13に示すように、"IF"の詩を使って、F音を発する時の位置が下唇のdry－wet－lineに来るように調整し、他の三つの調整に調和させる。
6. 30cmの定規を上顎中切歯の切端にあて、2本の中切歯がつくる水平面が顔面の正中線に対して直交するように調整する。
7. 床を取り出し、側切面と犬歯を同じ高さでアーチ状になるよう排列する。この目的のために平たいSet up plateを用いる（図16）。
8. 口腔内で排列を再評価し、6前歯の切端が下唇の内側でFとV音で適正に接触するように注意する（図13）。

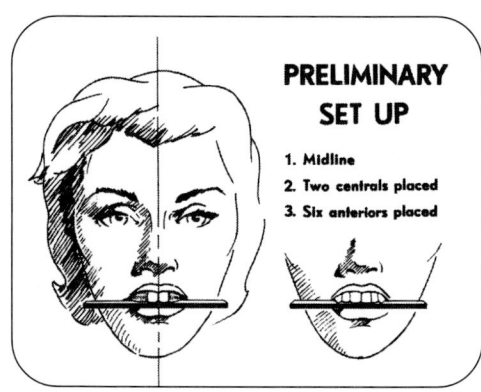

図16

ステップⅡ　下顎前歯の位置

1. もし必要なら粉末義歯安定材を用い、口腔内で下顎の床を安定させる。
2. 指を使ってSpeaking waxを"S" positionに調整する。
3. Speaking waxの中心に印をつけ、口腔内から床をとり出して、中央部分の半側のワックスを切りとり、中切歯と側切歯が反対側のワックスの高さになるように排列する。人工歯の頸部を咬合堤にとり付ける。再び床を口腔内に入れ、必要なら2本の歯を調整して"S" positionを正しく調整する。
4. 残りのワックスをとり除き、既に排列してある2本の歯と調和するように、さらに2本の中切歯と側切歯を排列する（図17）。口腔内でそれらの位置を調整する。

注：Speaking waxに不適切な空間があると、上の歯は低くなりすぎ排列が適切に行われない。もし、Speaking waxが適切でない角度の場合には、多分この患者は元々正常な"S" positionを有していないということになる。そして様々な非典型的な"S" positionを解決するための分析は、36ページに述べられている。

ステップⅢ　Verti－centric

1. Fox planeを使用して、上顎の蝋堤の咬合面がカンペル平面に平行になるように調整する（図18）。
2. 上顎の蝋堤の左右の臼歯部に2～3mmの深さのV字形の溝を二ヶ所刻む。この溝が上顎と下顎の咬合床を保持する。蝋堤にワセリンを塗り粉末義歯安定材を用いて床を再度装着する（図19a）。
3. 仮の咬合平面より高くなるように、下顎の咬合床の臼歯部にBosworth's Synthetic Occlusal Plane Waxをつける（図19b）。
4. これを口腔内に入れ、患者に"S" positionから苦痛を感じない蝶番軸位まで下顎を後退させ、上顎の蝋堤に印記されるまで垂直に咬合させる。
5. 下顎の床を取り出し、この記録が正しいかどうか排列とワックスの量をチェックする。これらを修正し、余剰の部分と下顎枝の上行している斜面に延びているワックスを取り除く（図19c）。
6. 口腔内に咬合床を戻しステップⅢ4を繰り返す。下顎前歯が接触するまで後方で閉口し、そのまま咬合力を保つようにする（図20）。ワックスに咬合力がかかることによって組織の変位がおこり、患者にほんのわずかな咬合力がかかるように接触したり、口をあけさせたりするよう繰り返させることにより、その量は容易に観察することができる。多分、数ミリの隙間が下顎切歯と上顎切歯の間に確認できる。

咬合採得に用いるワックスに加えられる圧

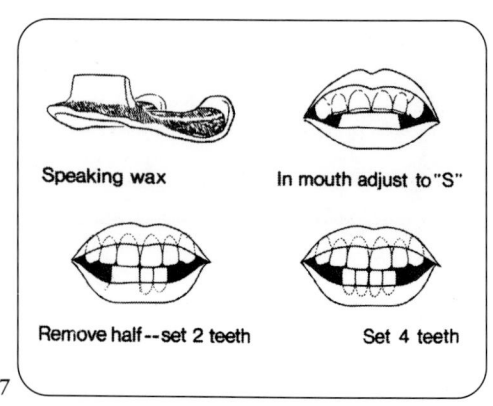
図17

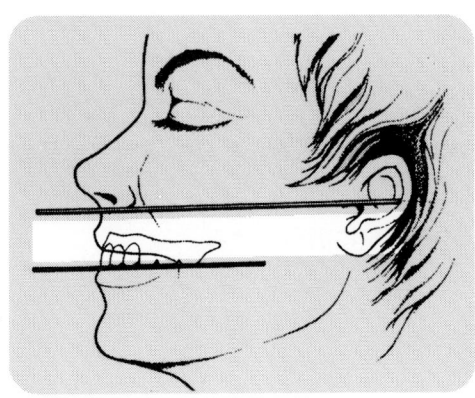
図18

力で、組織が変位することによって、この隙間は生じる。この組織の変位をなくすためには、再び歯が接触するように十分な咬合力を加えて後退位での閉口をくり返し、それから軽い開閉をさせる。この操作を繰り返すたびに、軽く閉じた際に上下切歯間のスペースが減少する。正しいverti－centricは、咬合力をかけずに下顎前歯が上顎前歯と接触する時のみ作り出せる。これが達成されたら床をとりはずし氷水で冷やす（図20）。

7. 床を模型に戻す前に、下顎模型の両側にあるレトロモラーパッドの垂直的に、中央の位置に印をつける（図21）。
8. 乾いた模型に冷やした床をスティッキーワックスで留め、それらを中心咬合位で一緒につける。そして模型にマッチ棒のようなまっすぐな棒をスティッキーワックスで縦につける。こうすると咬合器にマウントする際にverti－centricの記録が歪むことがない（図21）。
9. これらの作業中に"S"positionからの下顎後退量には、様々なばらつきがあるのに気づくであろう。患者本来の咬合関係を決定するのは、正にこの違いなのである。例えばⅢ級咬合では"S"positionから後退せず、verti－centricは咬合採得用ワックスに圧力を加えずに、上下前歯切端が咬み合うまで下顎を閉口させることによって簡単に確立できる。Ⅰ級のケースでは、"S"positionから下顎前歯が1～2.5mm後退し、上顎前歯または舌面窩の前方で咬合する。平均的なⅡ級のケースでは、3～5mm後退し、舌面窩の後方に咬合する。真の"S"positionをとれないⅡ級のケースでは過剰には後退しないが、しばしば下顎前歯切端は口蓋組織に直接接触したり咬合しなかったりする（図22は咬合の三つの型の違いを示したものである）。

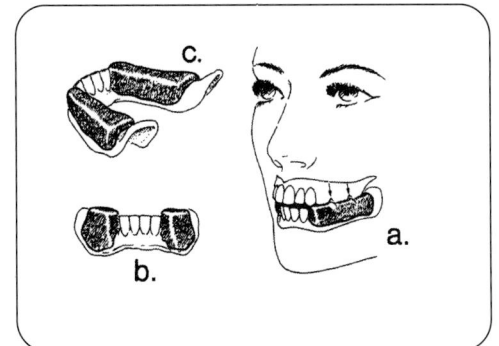
図19

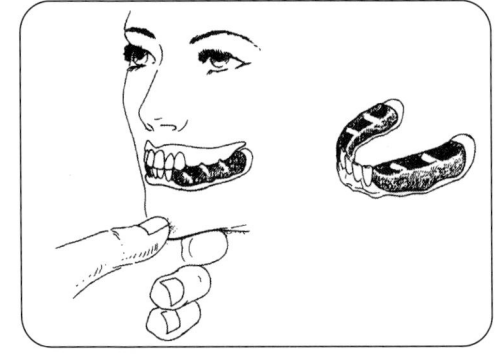
図20

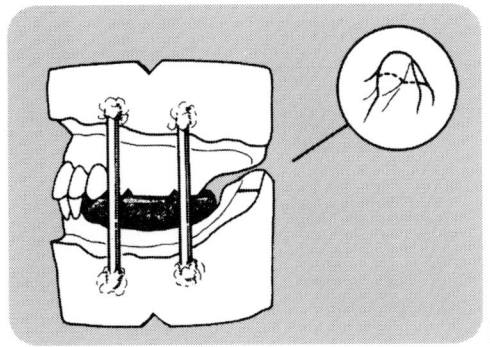
図21

Personalized Denture Procedures

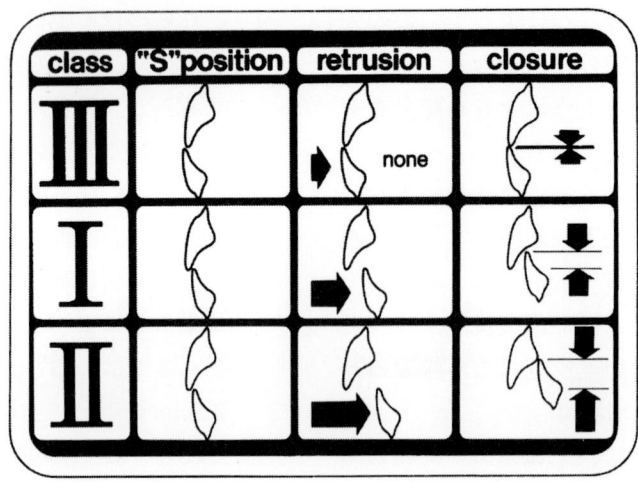
図22

切歯誘導の価値

以上の三つのステップは普通1時間半の診療時間内に容易に完了する。こうすると義歯製作の重要な準備は、面倒な咬合堤を使わずに切歯誘導を使ってできる。咬合高径、中心咬合位、前歯および臼歯の位置、そして患者本来の咬合関係などが決定される。この咬合は、それがⅠ級であろうがⅡ級あるいはⅢ級の咬合関係にかかわらず、回復されなければならない。実際には八項目の基礎的な必要条件が知られている（図23）。

切歯誘導は、咬合の指針となるものである。天然歯列では、下顎の安定と機能を保つために、臼歯がその最終的な位置に移動する前に切歯の位置が確立される。切歯誘導は、以前には咬合高径と中心咬合位を決める際の鍵として利用されていなかった。

この方法の利点は、咬合堤を使用するよりも歯科医側の判断が少なくてすむ。上顎前歯の設定には確かに注意と熟練と判断が必要とされる。もう一つの診断能力は、自分自身の歯があった時に正常な話し方ができなかった患者を認識できることである。このことは"S" position に bees wax を取り付けてみると明らかとなる。これらの非典型的"S" position は、この段階の最後で述べる。上顎前歯が満足のいくように排列されると、下顎歯の位置は会話時の下顎運動で自動的に決定される。その動きを歯科医はコントロールできない。これは許容できる"S" position を決定するのに用いられる。これらの切端が接触した時に前歯誘導の前方決定要素となる（図24）。

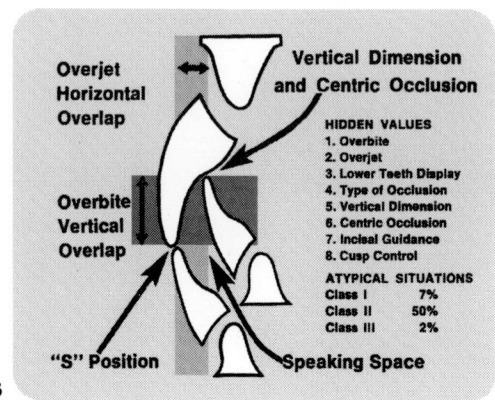
図23

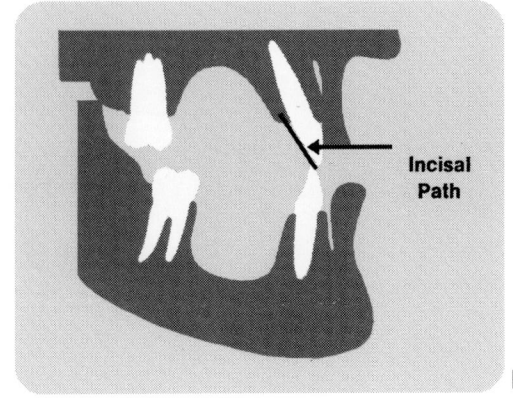
図24

下顎前歯が音声学的な"S"positionに設定され、患者が下顎を蝶番位まで後退し、前歯が接触するように下顎が閉口することにより、verti－centric－positionが得られる。これらすべてのことは、患者の筋肉の自然な働きによりなされる。この位置を記録する際に、組織の変化を利用しコントロールすることが、この段階における歯科医に与えられた責任である。上顎前歯舌面に対する下顎前歯切端の接触は切歯誘導における後方接触を示す（図25）。

　この方法は、どんな簡単な義歯でもどんな精巧な義歯でも全ての必要要件を決めるために用いられる。あとで詳しく説明するが、簡単なあるいは複雑な従来の義歯もしくは診断用義歯などを作るために、最も良く適合する咬合器にマウントしなければならないので、verti－centricを記録する時にどんな義歯を作るのかを決定しなければならない。

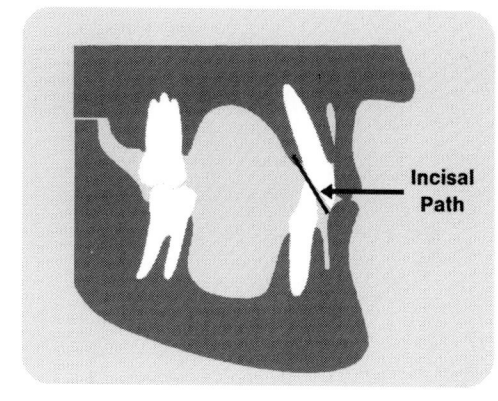

図25

E. 技工手順

注）以下に示す手順は技工マニュアル編でイラスト付きで詳細に述べられている。

1. 作業模型を選択した咬合器にマウントする。
　　A. 診断用義歯—目盛付きインサイザルピンのついた簡単な咬合器か、Denar Centric Relatorを用いる（図26）。
　　B. 従来の義歯—顆路と切歯指導板のついた調節性咬合器を用いる（図27）。
2. 咬合器をあけてBosworth's waxをとり除く。
3. 必要なら上顎咬合面をレトロモラーパッドの中心で終わるように修正する。
4. 修正された上顎の蝋堤に接触するように、新しい下顎の咬合堤にhard waxをつける。
5. 歯科医が指示する様に上下の前歯の細かい修正を行う。
6. 下顎犬歯を排列する。
7. Cuspid to pad lineを使って、将来の臼歯の幅

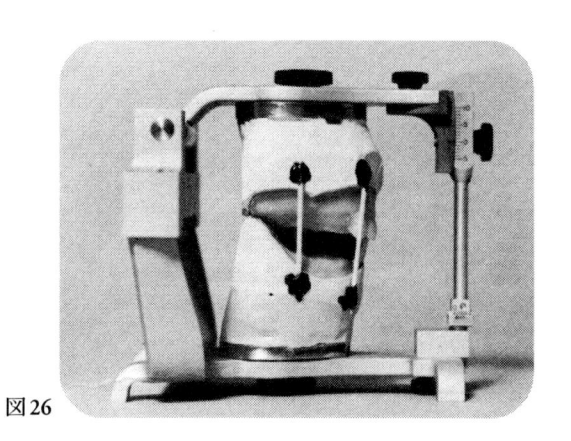

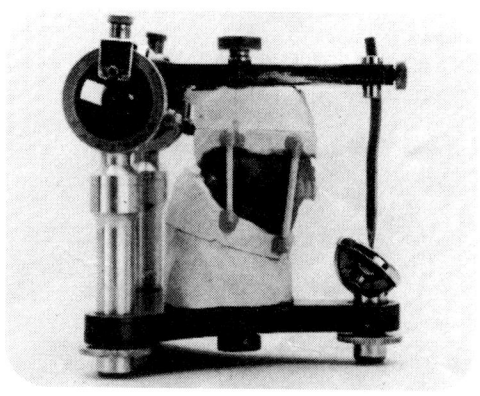

図26

図27

図28

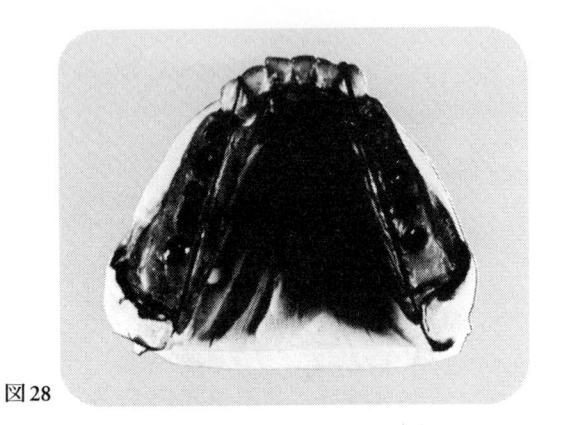

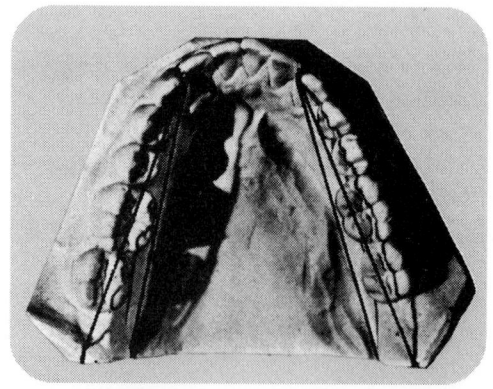

図29

と位置に一致するように、下顎の蝋堤の幅と位置を調整する（図28）。

8. 上顎の舌側咬頭が下顎の蝋堤の舌側の基準線に対して2～3mm頬側寄りに咬合するように上顎臼歯を排列する（図29）。

9. 臼歯を排列する時、舌側咬頭だけが下顎の咬合平面に接触するように臼歯を傾ける（図30）。

10. 試適のためにワックス全体の形を整え、滑らかにする。

参考文献
1. Shanahan：Physiologic Vertical Dimension and Centric Relation, J.Pros.Dent., Nov. 1956
2. Pound, E.：Lost,Fine Arts in the Fallacy of the Ridges, J.Pros.Dent., 4: 6 － 16, 1954
3. Pound, E.：Applying Harmony in Selecting and Arranging Teeth, Dental Clinics of North America, P.251, March, 1962

非典型的な "S" position の解決法

　安定した床に上顎前歯が自然な形でもう一度取り付けられると、speaking beeswaxを用いて理想的な"S" positionを確かめることは通常は容易である。しかしながら、色々な問題が生じてくる。それはワックスをこの位置にあわせるにつれて明らかとなる。もしワックスが水平的に非常に短いか、または長い位置をとる場合それは使えない。これは垂直的に高すぎたり低すぎることを意味する。

　ワックスそして後には歯の最終位置は、"S"がどのように発音されても残っている顎堤に調和しなければならない。推奨されている方法でverti－centricを確立することは不可能かもしれないが、スピーチパターンと会話の際の咬合面間空隙について良く知っていることは、非常に価値のあることである。こういった問題は、通常は次に述べる色々な要素の一つまたはそれ以上のものと関係がある。①上顎前歯の排列が不適切な場合、②患者が非典型な"S" position有している場合、③患者がどうしても"S"を明瞭に発音できない場合。問題となる点を徐々に取り除いていくと、通常は問題が明らかとなる。第1段階はたとえいかに馬鹿げていても、ビーズワックスをとりあずこの理想的な端から端の位置にとりつけることである。

　まずワックス不足の場合を考えてみよう。不足している場合には、上顎の歯の排列が低すぎるか、後方位置にとりつけられているか、あるいは患者

図30

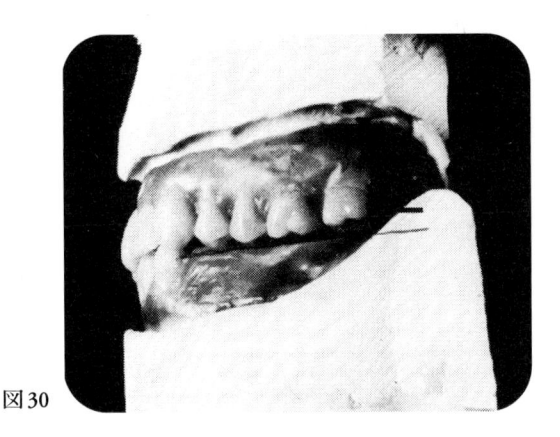

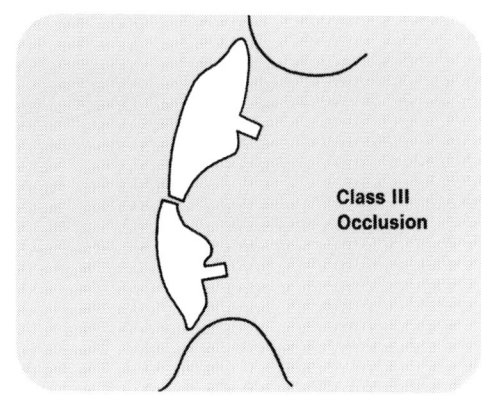

図31

に問題があるとすれば、"S" positionが上顎前歯に対して正常なものより舌側位にあることを示している。上顎前歯の取り付けおよび位置の再チェックから始める。ここで行える修正は、下顎前歯に対して必要な空間を更に与えることである。もしそうでないとするなら、患者が本来持っている咬合のタイプを確かめる。これは下顎が"S" positionから苦痛を感じない蝶番位へと後退していく範囲を単に注目してさえいれば良い。三つの状況のいずれかであることが明白になってくる。

1) 下顎が後退しなければ、患者はⅢ級の咬合なのである（図31）。このタイプの状況では、上下顎堤の間隙がせばめられていて上顎前歯が少ししか見えず、ほほ笑んだ時や笑った時だけ歯が見える。こういった場合には"S" positionは上顎前歯に対してわずかに唇側寄りなのである（図22）。この場合には上顎前歯を意図的に上の方にとりつけることが必要である。こうして下顎前歯に対してのスペースが得られる。

2) 正常な"S" positionからの後退量がわずか1〜1.5mmしかない場合には、咬合関係はⅠ級であることを示しており、上顎に対して下顎は非常に窮屈で好ましくはないが使用は可能であることを示している（図32）。このような場合には上顎前歯は垂直に排列するか、あるいは歯頸部を少し前に出すように排列しなければならない。この場合には上顎前歯の舌面のどこかで、切端と舌面窩の間で"S"がよく発音できるようになる。これらのケースではⅢ級咬合と同様に、会話時の後方への咬合面間空隙がわずか1.5〜2mmしかない。しかし、このように歯を排列すると、下顎に対するスペースが

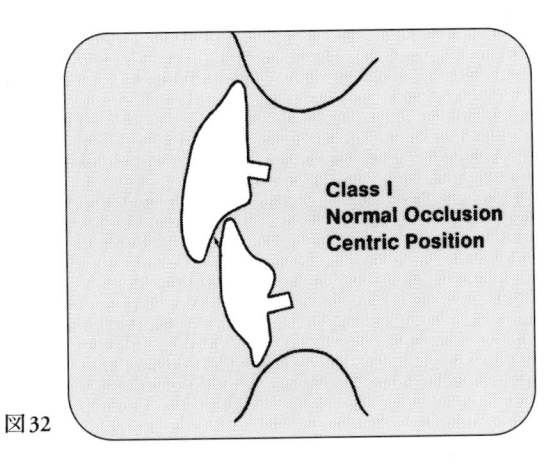

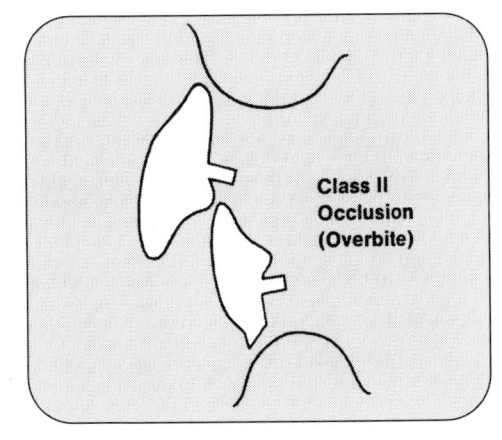

図32

図33

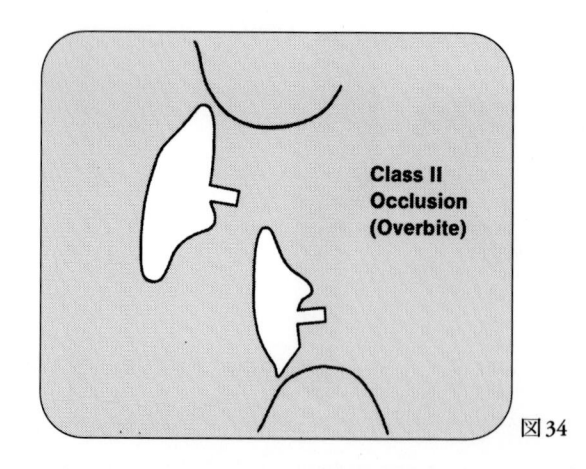

Class II
Occlusion
(Overbite)

図34

数ミリも余計に生じ、見ためにも一層よくなる。
3) もし後退量が3.5～4.5mmなら前歯がⅡ級関係であったことを意味する（図33）。これらは非常に厄介であるが、Speaking waxの長さを増やし、顎堤と調和させて舌側寄りに排列することで普通は解決できる。満足のいく"S"の発音時の空隙は、通常上顎前歯の舌面窩の後方に作られ、同時に下顎前歯に対して望ましい角度と長さを維持する。

顎堤から水平的に過剰なワックスがみられるケースでは、元々は全てがⅡ級の咬合関係なのである。前項で述べたようにほとんど解決できないが、それらのほとんどが舌癖を有し、"S"の発音時のエアースペースをコントロールしようとして上顎前歯の舌面に対して舌尖をうまく使っている。切端でエアースペースをコントロールするように舌尖を使うことは不可能で、結果としてもれるような"S"音となる（図34）。このもれるような"S"音の癖は生涯を通して克服できない。これらの患者は明瞭な"S"の発声をしたことがなく、歯もそのような排列となっていない。これらの患者に対しては、歯の接触の有無にかかわらず、下顎の顎堤に調和するように望ましい歯の角度と長さが得られるように下顎前歯を排列する。次に審美性、"S"音と患者の反応をよく調べる。これらの歯の最適な長さと角度の最終決定は、正しい位置にあるすべての上顎の歯と一緒に決定されるべきであり、完成義歯のように形を整え滑らかにしなければならない。こうすることによって、より滑らかなスピーチパターンとより明確な解決がなされる。

舌をつき出しているような形をとっている時、舌がもつれるのはどの咬合のタイプでも起こり得る別の問題である。それは成人になっても克服できるかどうか疑わしく、下顎前歯の正確な位置づけを複雑なものにしてしまう。これらの患者のうち何人かは、下顎前歯がどんなに高くとりつけられても、"S"音を発する際に舌を歯の間にいれてしまう。会話時における仮の臼歯部の空隙を観察し、下顎前歯を下顎臼歯のレベルに排列し、咬合のタイプを考慮することが決め手となる。

こういったことを見直すと"S"positionが一つ以上あることがはっきりとしてくる。幸いにもこういった非典型的な状況にある患者は20％に過ぎず、そのほとんどがⅡ級である。経験が増すにつれて、そういった患者を治療することは容易となるが、その理由の一つは、下顎前歯の位置が正常の状況のものと比べてそれ程重要なものではないからである。

"IF"

If you can dream-and not make dreams your master:
If you can think-and not make thoughts your aim,
If you can meet with triumph and disaster
And treat those two imposters just the same;

If you can bear to hear the truth you've spoken
Twisted by knaves to make trap for fools,
Or watch the things you gave your life to, broken,
And stoop and build'em up with worn-out tools;

If you can fill the unforgiving minute
With sixty second's worth of distance run:
yours is the earth and everything that's in it,
and—which is more—you'll be a Man, my son!

—Rudyard Kipling

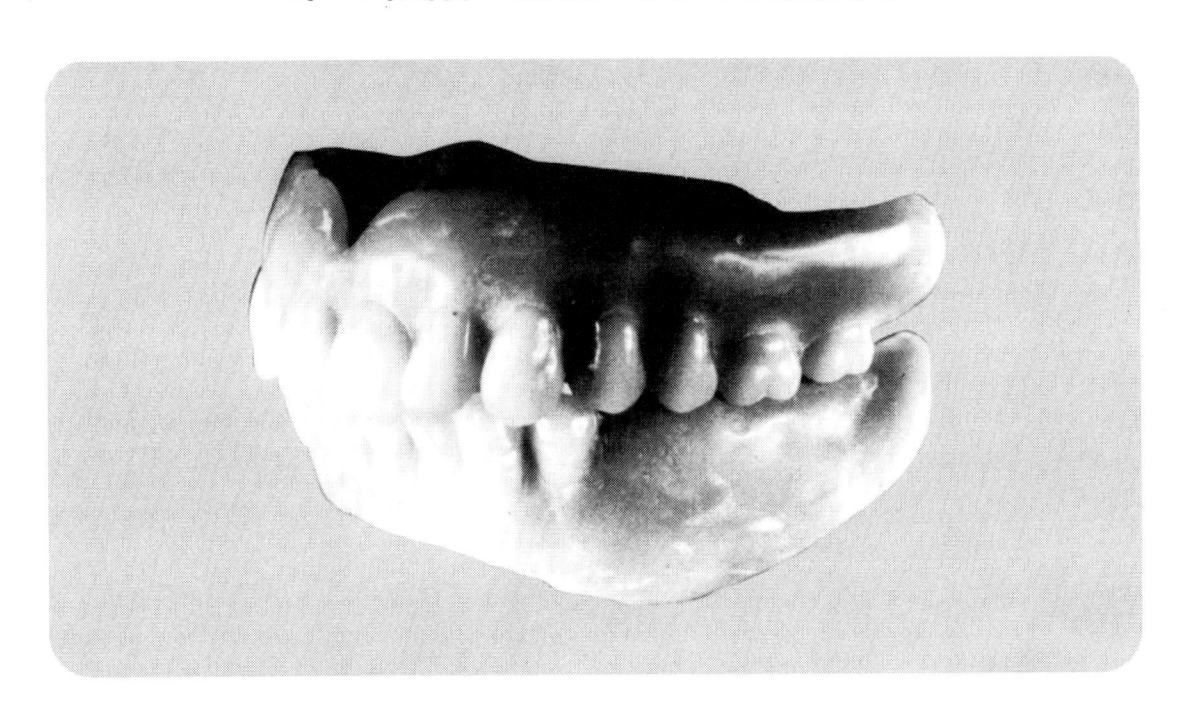

第4段階　患者の満足と仮義歯

A. 理　論

　第3段階で上顎の6前歯と下顎の4前歯を排列し、基礎となる歯の位置が決定した。第4段階では、すべての上顎の人工歯と少なくとも下顎の6前歯が揃っている仮義歯を作ることがポイントなので、見かけなどの細かい点についての修正は後で行う。しかし、患者が従来の技法での義歯を希望するなら、この段階であっても外見にも配慮して患者の満足が得られるようにする。この場合は模型を咬合器にマウントし、すべての歯を排列し、本章で述べられている咬合の原則を利用して義歯を製作する。

　従来の技法による義歯は細心の注意を払って作製しても、実際に装着してみると患者に合わないこともある。そのような場合、その義歯の上顎もしくは下顎あるいはその両方を診断用義歯として利用することができる。そして床と顎堤との間にできるスペースを解決するために、ティッシュコンディショナーを用いる。組織が回復した上で、義歯を裏装して満足のいく義歯を作製する。この方法については52ページに示されている。

　仮義歯を装着する目的は、歯科医が作製した義歯に対して、機能的にも見た目にも患者の満足を得ることにある。この段階では、噛み具合や見かけなどの患者の希望や意見を考慮に入れ、歯科医側の治療目標をたてる。診断用義歯や最終義歯に作りかえる前に、修正可能なワックス義歯の段階で、外見上の要求を満足するためにあらゆる労力を惜しんではならない。

　ティッシュコンディショナーを使用すると組織の変化が明確に現れる。このため人工歯排列の段階で仮義歯の作り換えが必要になるかもしれないが、後の修正が最小限ですむようにここでしっか

りと調整しておく必要がある。物を食べたり、微笑んだり、笑ったり、話したりする時に満足な表情を得るために、治療時間が限られているので、旧義歯、写真、歯列模型、家族の意見などが大変役に立つ。そこまで努力しても患者が満足しない場合は他の歯科医に紹介する。

B. 定　義

1. 患者の満足（Acceptance）：お互いの合意によって作製されたものを受け入れて使うこと。
2. 機能（Function）：自然でよく使えること（Webster）。
3. 審美性（Aesthetics）：機能時に自然に見えること。
4. 音声学（Phonetics）：音響に関する科学（Webster）。
5. "F"と"S"の位置（"F"and"S" Position）：30ページ参照
6. ティシュコンディショナー用ジグ（Tissue Treatment Jig）
　人工歯と義歯製作用模型に記録された粘膜表面との間の正確な関係を維持するために用いられるジグ。
7. 簡略化された義歯（Simplified Dentures）
　従来の技法でわずか3回の来院で作製する義歯。1回目に印象を取り、2回目にverti－centricを採得し、咬合器を用いて見栄えが良いように歯の位置を決め、3回目で完成義歯を装着する。

C. 材　料

1. 人工歯排列と研磨のための器材一式。
2. 全身または等身大の壁鏡。
3. 患者または前の歯科医から寄せられた患者自身の歯に関する有益な情報。
4. 各種とり揃えの人工歯と人工歯の形と色見本（モールドおよびシェードガイド）。
5. 30cmの直定規
6. ポラロイドカラーカメラ（必要なら）
7. 手順のチェックリスト
　(a) 上顎前歯の機能に関するチェック
　(b) 下顎前歯の機能に関するチェック
　(c) 臼歯排列のチェック
　(d) 審美性の修正
　(e) 患者の満足
8. スペーサーとして用いられる材料
　(a) 分離剤でコーティングされたベーストプレートワックス（Dow－corning #7）
　(b) Vinyl wafers（stalite）
　(c) Trubase base plate material（Dentsply）
9. 常温重合での義歯製作のためのフラスコおよび装置。
10. Tinting Kit（Kay See Mfg. co）
　　（訳者注：義歯床の着色用）

D．第3回目の治療

ステップⅠ　上顎人工歯

1. 口腔内に上下顎両方の義歯を入れ、必要なら接着剤を用いて義歯を安定させる。
2. 患者に声を出して何かを読んでもらう。全体的な状況とスピーキングスペースをざっと観察する。
3. 中切歯が顔面の正中と調和がとれているか、中切歯の傾斜度（口唇の支持）そして全体的な見た目をチェックする。
4. "V"と"F"音を発音する時に、中切歯が下唇のdry－wet－lineと接触するように気をつける（第3段階—図13）。
5. 中切歯に必要な修正を加え、その後、側切歯と犬歯が中切歯および"F" positionと調和するように排列する。犬歯は、歯頸部が前額部そして尖頭部がオトガイ側面と傾斜度が一致するように傾けて排列する。
6. 直定規を用い、正面からみて臼歯がバランスよく排列されているか確認する。

ステップⅡ　下顎人工歯

1. 最初に"話している時に"歯が正中にあること、"S"音を発した時の空隙が最小限になっていることをチェックする（第3段階—図14）。
2. 下顎の排列により、赤唇部の境界線の下方で口唇の望ましい彎曲と側貌が得られていることを確認する。

3. 非典型的な場合

もし非典型的な"S"－positionを有する患者の場合には、36～38ページの非典型的な場合の解決法で述べられているように、最も良く会話できるように下顎前歯を排列する。

ステップⅢ　患者の反応と満足度

1. まず仮義歯を入れ、患者に大きな鏡で顔全体を見せる（小さいハンドミラーでは全体像が見えない）。このときのポイントは、1メートルの距離でごく短い時間（30秒以下）見せることである。それからすぐ鏡を患者から遠ざけ、自分の顔（義歯のはいった）の第一印象を言ってもらう。患者の持つ第一印象の良し悪しが今後の治療の鍵となる。それからもう一度、今度は鏡で患者にじっくりと見てもらい、希望や気づいたことは何でも言ってもらう。この患者の意見をきちんと記録して、義歯の改良に利用する。
2. 必要と思われる部分を修正する。時間をかけてできるだけ以前の満足のゆく状態にし、見た目にも気を配る。それらの作業は、歯の位置、ぐらつき、空隙、重なり、色調の変化などである。人工歯を削合して咬耗やざらつきを作ったり研磨したりする（図35～37）。また、顔面の形態を調べ、その形に合うような歯を排列する。方型、テーパー型、卵型の顔のタイプがあり、歯と歯ならびが顔と調和

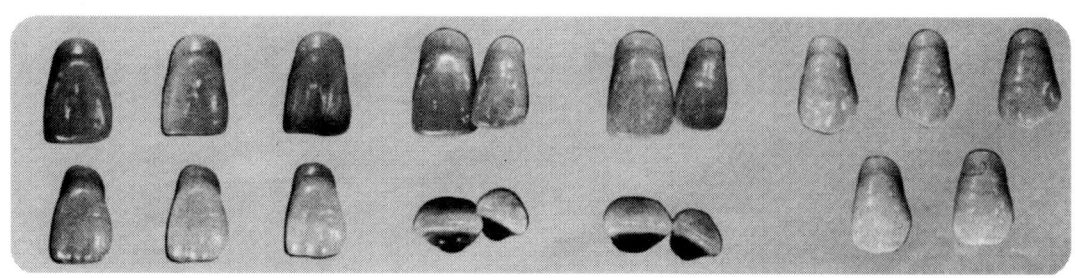

図35　　　　　　　　図36　　　　　　　　図37

していなければならない（図38～40）。
3. 表情が良く見えるように義歯床を改良する。
4. 患者が1回の治療で満足しなければ再度予約をする。2回の治療でも満足しない患者には転医を勧めることに躊躇してはならない。どの段階においてもこうした申し出をすることにより、計り知れない問題を軽減し、患者の理解を深め、患者の協力が得られる。

E．技工操作—仮義歯

ステップI　排列とワックスアップの仕上げ

1. 排列の修正を行う。
2. 下顎の咬合堤は、後に歯が排列されるのと頰舌的に同じ位置にする。上顎の臼歯には適切な水平被蓋を与える。時々、臼歯を反対咬合に排列しなければならない。臼歯の反対咬合は、上顎の人工歯の舌側咬頭を下顎のCuspid to pad line（第3段階—図28・29参照）の舌側寄りに位置づけるために、上顎臼歯を義歯床縁から遠くはなれた頰側に排列しなくてはならない時に生じる。これは不自然で非機能的な排列なので、臼歯を反対咬合の関係にすることで解決できる。この場合、上顎の頰側咬頭はまるく仕上げ、下顎の中央窩に咬合させる（第8段階—図93）。このような状況に適応させるために、下顎の人工歯をCuspid to pad lineよりもさらに舌側に排列してはならない。
3. ベースプレートワックスを口蓋の薄い部分にもう一層重ねると、後で行うワックスのスペーサーの厚みが増す（図41）。
4. 歯肉の部分が人工歯よりもわずかに高く盛り上がるようにワックスアップを行い、人工歯から歯肉への移行を自然なものとする（図42）。小型の熱したスパチュラを用いてインレーワックスを溶かし、適切な形と厚みになるように横口蓋ヒダを作る（第8段階—図97参照）。

ステップII　埋没操作

1. スプリットキャスト法でマウントした咬合器から模型と義歯をとりはずす。
2. 埋没し、煮沸し、通常の方法で分離する。

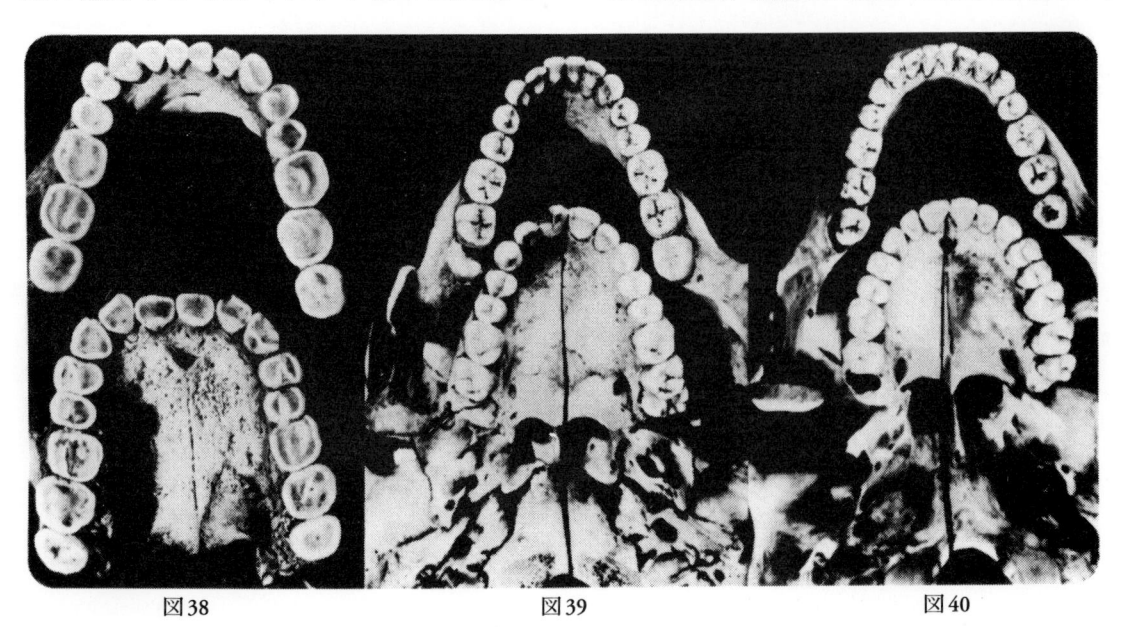

図38　　　　　　図39　　　　　　図40

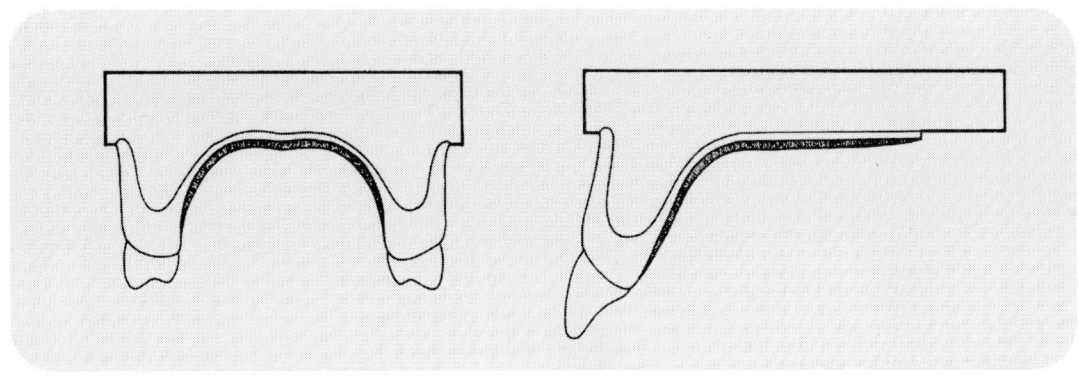

患者との信頼関係を築く総義歯製作法

図41

3. 煮沸後に、'研磨作業を軽減するフラスキング' を用いると時間が節約できる（第8段階—86ページ参照）。

ステップⅢ　スペーサー

1. スペーサーはそれぞれの模型におく。上顎のスペーサーは後縁から約1cm残して模型全体を覆う。下顎のスペーサーは床縁を含みすべてを覆う。上顎結節とレトロモラーパッドの部分で上下顎間のスペースが足りない場合には、これを覆ってはいけない。前歯あるいは臼歯が顎堤に非常に接近している場合にはスペーサーは使わない。
2. 加熱処理後に模型を取り出し、上下顎の硬組織部におかれた3ヵ所のストップのスペーサーを切り取る。あとでこの模型はジグとして使える。スペーサーをとり除き、最初のティシュコンディショナーを義歯に適用する。それから義歯を模型に再びしっかりと取りつける。義歯をできるだけ早く模型から取りはずし口腔内に入れる。この方法は目に頼る方法よりも正確に口腔内に義歯を取りつけられる。このストップは状況が許される限り早くとり除く。

ステップⅣ　パッキング、処理と仕上げ

1. 患者に通常以上の歯肉がある場合、その部

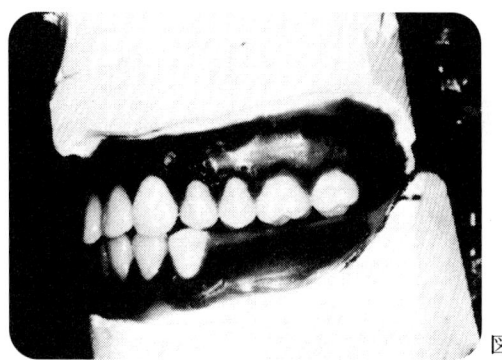

図42

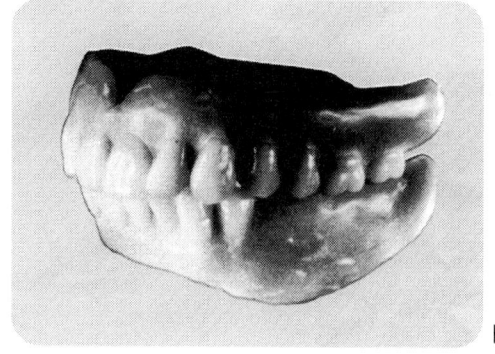

図43

分に色付け材料を応用すると良い（第8段階—色調）。
2. 義歯をパッキングし、常温重合レジンで重合する。
3. フラスコから出してから、処理過程でおこる全体的な咬合の歪みを直すために再びマウントする。
4. 義歯を注意深く模型からはずし、研磨し、患者に装着するまでスペーサーをはずさずにおく（図43）。

第5段階　仮義歯の装着

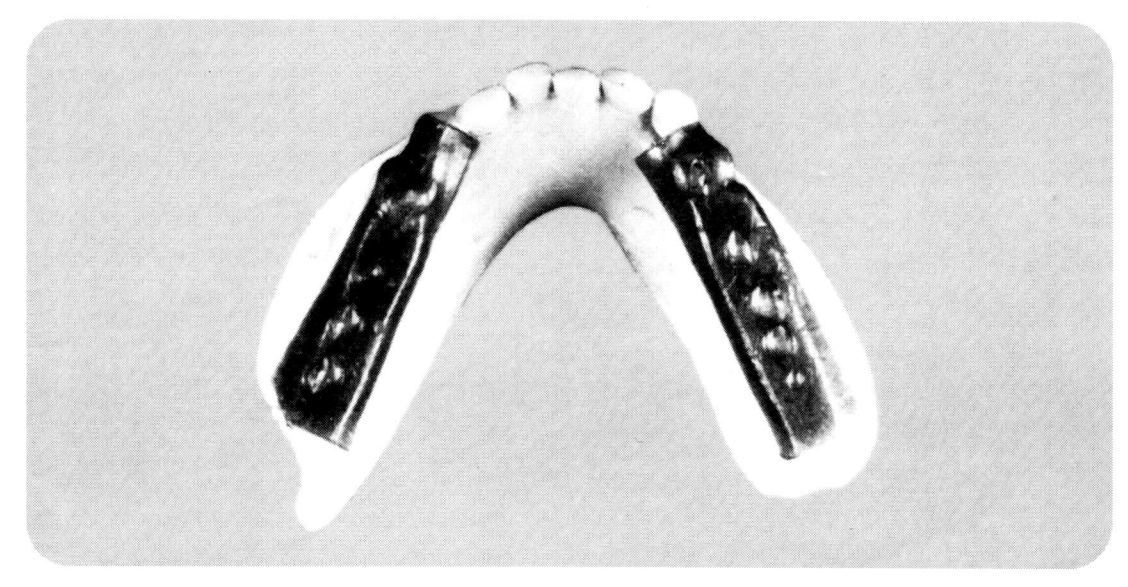

A. 理　論

　合わない義歯を装着している患者は、たいていは顎堤組織の状態が悪く、義歯を製作する前に悪い噛み癖などを直さなくてはならない。これをせずに現在普及している通常の技法で義歯を製作すると、悪い噛み癖がつきやすく、さらに顎堤が悪化してしまう。義歯を支える粘膜の部分を健康な状態にするにはどうしたらいいのか、ということがこれまでずっと補綴家にとって悩みの種であった。

　1959年、合成樹脂の製造者（訳者注：クラーク・スミス氏）が、義歯の床面に用いて痛んだ組織を改善する材料を開発した。この材料はハイドロキャストティッシュコンディショナーとして知られている。この材料は適正に用いるといつまでも弾性を維持し、粘膜にマッサージ効果を及ぼす。約三日間の使用期間中、流動性を保ち、筋活動と咀嚼力に対して反応する。これを2～3回繰りかえすと床縁が充分に延長され、軟組織が明らかに健康になる。優れた機能印象材として用いられる。

　このティッシュコンディショナーは何にでも使えるものではなく、特に義歯用として開発されたものである。これらの義歯は適切な床の大きさ、verti－centricおよび安定した咬合を備えていなければならない。また、材料が適切に機能するためには、1～2mmの均一な厚みが必要である。

　義歯製作の前に、最適な材料として認められているティッシュコンディショナーを診断用および治療義歯に使用することで顎堤を改善することができる。以下、この新しい方法の利点について述べる。

1. 義歯床粘膜面にティッシュコンディショナーを使用できるようにスペースをあける。そうすることによりティッシュコンディショナーのマッサージ効果により組織が改善する。
2. 上顎の義歯の咬頭は、下顎の義歯の平らな面に対して機能する。自由で干渉のない咬合

により顎関節や神経筋機構の不調和が改善される。
3. 顔面および口腔の見た目は本来はチェアーサイドで修正するが、仮義歯を装着し組織を改善する段階で満足のいく場合もあるし、もし必要なら修正することもできる。
4. 自然で機能的な嚙み癖が再構築されると、咬合高径と中心咬合位は満足のいくものになる。
5. 患者が義歯に対する正しい理解がなく、過剰な期待を持っているために、古い不適合な義歯を使用することによる患者の不満は軽減される。また義歯の利点と限界についてもよく理解し、どこまで我慢すべきかがわかるようになる。
6. この技法を上手に応用すると、患者の協力と信頼関係が期待できる。この技法は患者の理解のもとに、顔面および口腔内の改善によって段階的に進められる。

B. 定　義

1. 調整（To Condition）
   (A) 別のあるものを使ってあるべき姿に変えること（Webster）。
   (B) 弾性材料に裏打ちされた特別製の治療義歯を用いて、顔貌および口腔機能を改善し、顎関節を正常な機能位に回復すること。
2. ティッシュコンディショナー（Conditioning Material）
   正常な圧刺激には抵抗するが、適応しない場合には流動性を保ち続ける弾性材料。
3. リハビリテーション（Rehabilitation）
   治療と訓練によって心身ともに健康な状態に回復すること。
4. 従来の技法（直線的技法；Linear Technique）
   精密なステップバイステップによる製作法であり、各ステップの成否は前のステップが正確に仕上がっているかどうかによる。
5. 新しい技法
   　　（分岐的技法：Branching Technique）
   (A) 標準とされる方法から離れて、共通なやり方から様々な方向へと進めていく方法。
   (B) 治療義歯を機能的に使用することにより、患者の症状や徴候などに対して柔軟に対応する義歯製作法。
6. 仮義歯、診断用義歯、治療義歯、準備義歯（Interim, Diagnostic, Treatment, Preparatory Denture）
   (A) 最終的な義歯を作る前に、傷ついた顎堤の状態を改良するために用いられる一時的な義歯。
   (B) ティッシュコンディショニングをする間に発現する患者の症状や徴候の変化に対応するために、熟練した歯科医師が修正することができるように作製される義歯。
7. 継続義歯（Continuance Denture）
   (A) 継続性、永続して不変な状態（Webster）。
   (B) 定期的なメインテナンスを行えば小さな組織変化には適応でき、永続的に使用可能な義歯。
8. 段階的な改良（Progressive Refinement）
   (A) 前進的に仕事を進めること。不純物をとり除いて改良すること（Webster）。
   (B) 義歯製作に用いられ、必要とあれば改良することができる方法。患者は診断用義歯を使用するが、それは後になって最終義歯となる。
   (C) 完璧さを目指して改良すること。自然にまたは人的努力によってより高度なものへと前進すること。

9. 生理学的側面（Physiological）
   正常で健康的な機能を促進するという特質。
10. Wet water
    水の表面張力を減ずるために湿潤剤を数滴加えた水。

C. 材　料

1. スペーサーをつけた義歯
2. Occlusal Coordination Wax Thin（Miner）
3. カーバイドバー（樽型）、#10の円型を含む種々の形態のスチールバーセット（Buffalo）
4. タングステンバー No.52C（Melite）
5. 2種類のサイズの鋭利な Vulcanite scrapers
6. ＃25の刃の技工ナイフ（Bard Parker）
7. 安価な3種類のサイズのブラシ#3．#4．#5
8. 小さく使いやすいメチルアルコール入れ
9. ブラシ洗滌用の小さくて口が幅広のクロロホルムの瓶
10. Wet water用の深さ10 cm、周囲20 cmのプラスチック製のボウル
11. 5 cm×5 cm外科用ガーゼ
12. ティッシュコンディショナーを混ぜるスパチュラ
13. ティッシュコンディショナー、湿潤剤とバックアップ材（ハイドロキャスト製が望ましい）
14. 混和したティッシュコンディショナーを入れるもの
15. レーズと研磨材
16. 薄い咬合紙
17. 二つあるいはそれ以上のダッペングラス

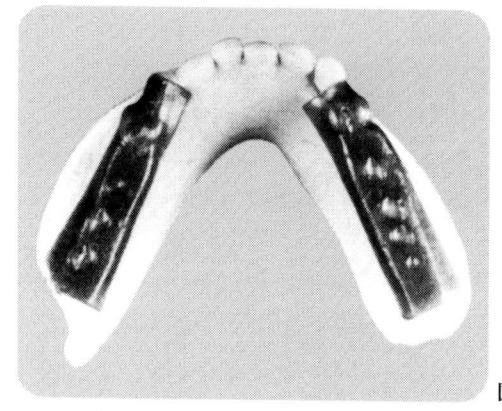

図44

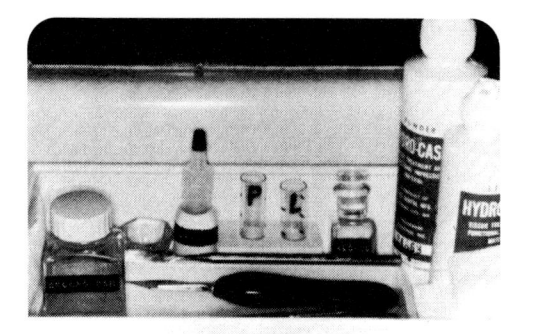

図45

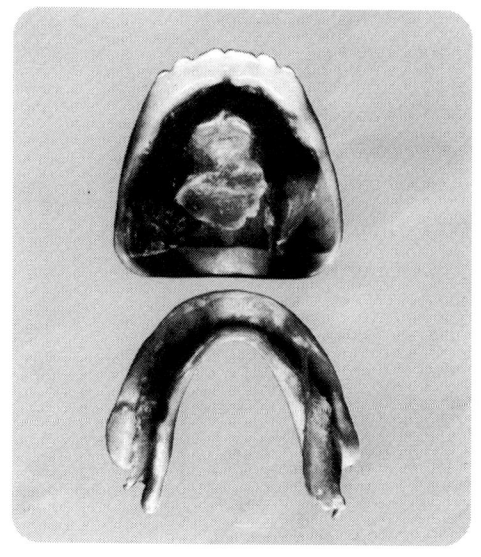

図46

D. 第4回目の治療―装着

ステップI

　もしスペーサーがついた暫間義歯の床が不安定なら義歯安定材で安定させ、上顎臼歯の舌側咬頭を中心咬合位でしっかりと均等に咬合させる（図44）。咬合調整用ワックスを下顎臼歯の咬合堤の上におき、それを49℃の温水でさっと温めて、口腔内に挿入し、患者に後退位でしかも楽な位置で軽く閉じさせる。下顎の咬合堤についているワックスに印記された上顎咬頭をチェックする。噛み込みすぎ、またはずれる部分があればワックスペンシルで印をつけ、ワックスを取り除き、印記された場所の下顎の咬合堤を削り取る。均等な仮の中心咬合接触が得られるまで、咬合ワックスを使ってチェックを続ける。

ステップII

　下顎の咬合堤全体と下顎前歯を咬合紙もしくはワックスで覆い、チューイングサイクルの範囲内で、患者に下顎を側方および前方にスライドさせる。もし下顎犬歯やレトロモラーパッド部に早期接触があれば削る。

ステップIII

　調整に必要な器具をそろえる。次のような材料は毎回使わなくても手近においておいたほうがよい。ティッシュコンディショナーのほかに、混和用の入れ物、ブラシ、鋭いBard－Parkerナイフ、ダッペングラス、ブラシ洗滌用のクロロホルム、湿潤剤、バックアップ材（訳者注：床縁を延長する場合に使用する常温重合レジン）、目盛りつきグラス、アルコール、5cm×5cmの外科用ガーゼなどである（図45）。

ステップIV

　両方の義歯からスペーサーをとり除く（図46）。明らかに尖っているレジンをとり除く。初心者は上顎の義歯のみからスペーサーをとり除き、そこにティッシュコンディショナーを入れて咬合をチェックし、次に下顎の義歯からワックスをとり除くという操作をくり返した方がよい。

ステップV

　適当な量のティッシュコンディショナーをよく混ぜる。ただし、1 1/2の粉と液1の割合以上に濃くしないようにする。1 1/4の割合の粉を使った方がより良い調整ができる。十分にかきまぜ、それを上顎義歯に注ぐ（図47）。スパチュラを用いできるだけ均一に全表面に塗る。材料が少し固まり始めたら、すぐ5cm×5cmのガーゼで口蓋の唾液をふきとり、まず義歯の前歯の部分を挿入し、

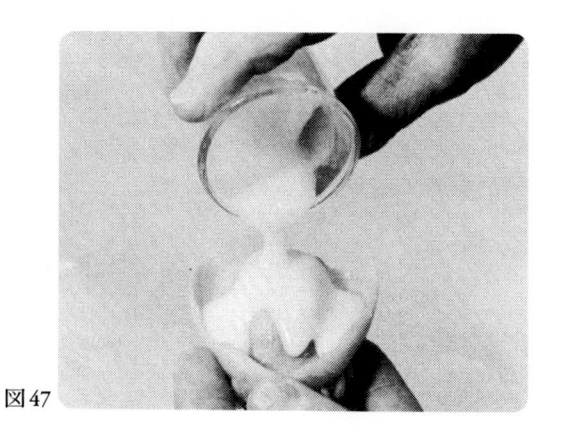

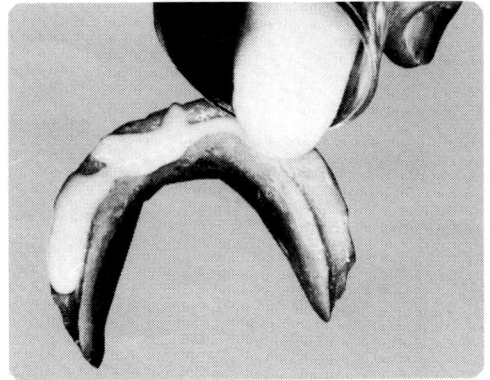

図47　　　　　　　　　　　　　　　　　　　　　図48

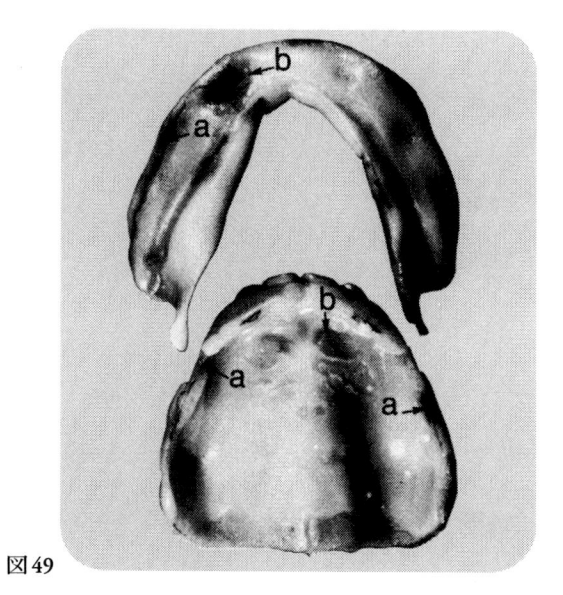

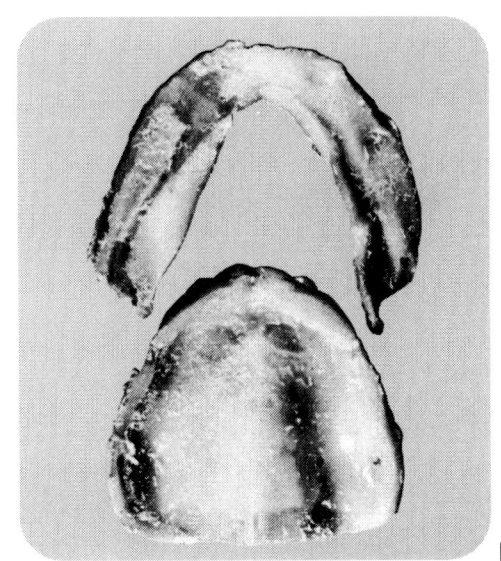

患者との信頼関係を築く総義歯製作法

図49

図50

ゆっくりと臼歯部の床縁を押してしっかりと装着する。そして臼歯部の床縁からはみ出た材料を乾いた指で素早く、そしてくり返しふき取り、のどにつかえたり嚥下したりしないように気をつける。

ステップⅥ

すぐに下顎義歯用の材料をまぜ合わせるが、粉と液の割合を上顎と同じにする。下顎の義歯の乾いた表面にゆっくり流し込む前にゲル状になりだしたらそのままにしておく（図48）。セメントスパチュラを用いて均一にひろげ、必要なら足す。材料が楽に操作できる硬さになったら義歯を注意深く挿入し、それから患者に軽くタッピングさせ、最終的な位置を決める。ティッシュコンディショナーが十分な硬さになったら（約1分間）患者に嚥下させ、そして唇を湿らせ、2～3分間声を出して何かを読ませ、その後、上下の義歯をはずす。

図51

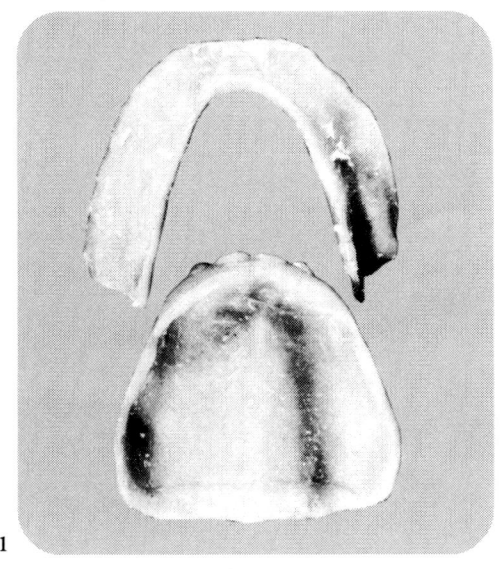

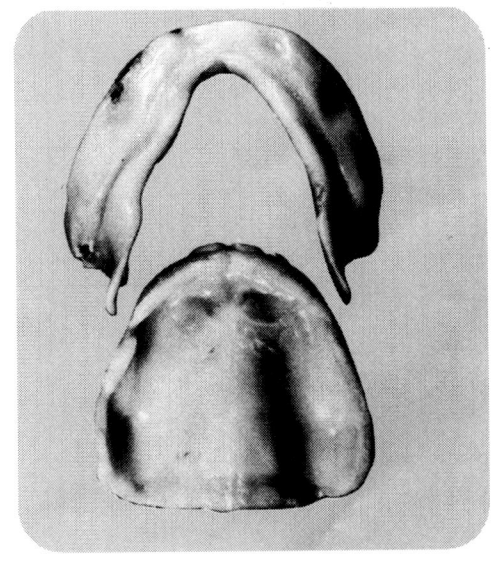

図52

51

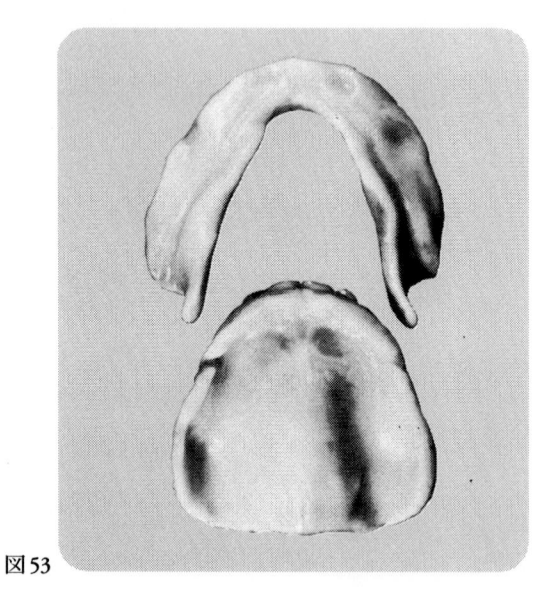

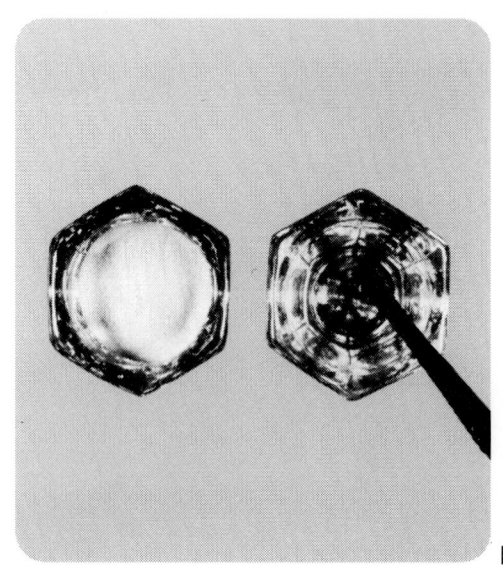

Personalized Denture Procedures

図53

図54

ステップⅦ

ティッシュコンディショナーに現れる筋肉の動きを示す情報を読み取る。

明らかに延長しすぎている部分（図49a）をとり除く。ティッシュコンディショナーが薄くなっていて明らかに圧がかかっている部分（図49b）には、リリーフする。ティッシュコンディショナーの延長が足りない部分にはティッシュコンディショナーを足す。その方法は鋭利な刃物で材料の外面を少し注意深く削り取り、その箇所にティッシュコンディショナーを加える。これは義歯床の新鮮面をだし、ティッシュコンディショナーとよく接着させるためである（第6段階―図58～64参照）。

ステップⅧ

1回か2回まではティッシュコインディショナーが歪んだ部分に対してこの修正法（図50）で対応できるが、両方の義歯からティッシュコンディショナーをすべて取り除き（図51）、通常は新しいティッシュコンディショナーと置き換えるのが良い方法である（図52）。

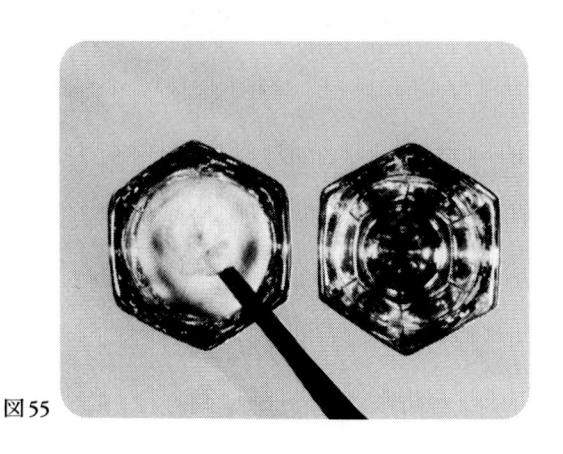

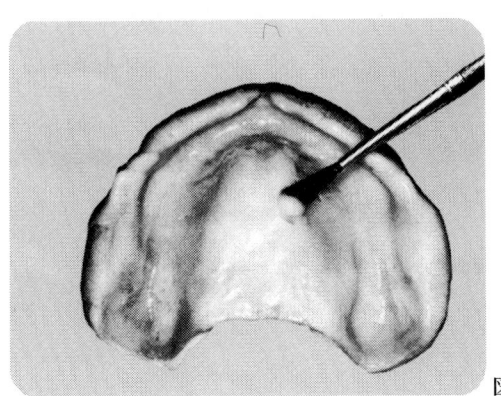

図55

図56

ステップIX

　義歯床全体を覆っているティッシュコンディショナーが充分な厚さになり、床縁を良好に延長するために、わずかな手直しですむようになるまでこの方法を進める（図53）。材料の層を重ねるようなことは避ける。重ねると床縁を延長しすぎたり、上顎の義歯が前方偏位したりする。

注：印象面の小さなすき間や欠損、粗雑な床縁、特に下顎の義歯の舌側の床縁は、ブラッシュテクニック（ブラシを使う方法）で修正および滑沢にできる。ブラシをティッシュコンディショナーの液に浸し、粉の中で回し（図54、55）、ブラシにつけた材料を修正する場所におく（図56）。アルコールで湿らせた5 cm×5 cmのガーゼ片で粗糙になった面を滑らかにする。

ステップX

　患者には数時間は硬いものをかまないように、また義歯を装着して一晩はティッシュコンディショナーに気を配るように指導する。義歯を口から取り出した時、ティッシュコンディショナーを下にして置かないように注意する。それは義歯の重みで材料が歪むからである。

ステップXI

　2～4日後に患者の予約を入れる。どこか痛い所が生じたらその前であっても予約をするように伝える。そうすれば患者は痛い思いをせずにすむし、顎堤組織の悪化も防ぐことができる。

第6段階　ティッシュコンディショニングと
リハビリテーション

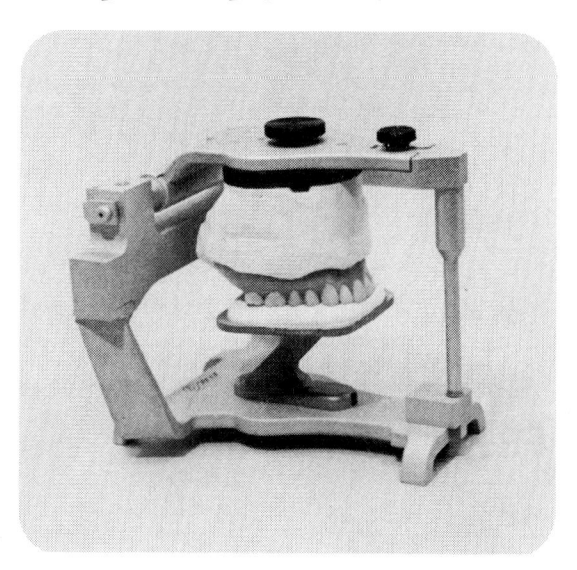

A. 理　　論

　第6段階は、個別化された義歯を作るために患者の意見を聞き、義歯製作へ向けて方向づけをする段階で、予後に影響を及ぼす。

　ここですることは歯科医と患者の相互理解の構築、義歯の限界、義歯製作の成功に影響を及ぼす複雑化した問題の改善などである。この段階で歯科医師は、改善すべき粘膜の状態、顎関節症の有無、修正すべき噛み癖、他科の対診が必要な身体的、栄養学的、内分泌学的そして精神面の諸状況にも気を配らなくてはならない。この段階の記録に基づいて義歯を製作するからである。

　第6段階のポイントは次の二つである。①ティッシュコンディショナーの正しい使用による粘膜の回復。②下顎の平らな咬合平面が自由に動かせて干渉のないようにすること。このことは患者の筋力が最も働くような咬合高径と中心咬合位を獲得するのに重要である。この段階の治療は、組織の改善、機能印象、良好な音声、外見、咀嚼能力そして義歯の安定などを目的とする。

　この段階で組織の改善が得られない場合には、治療をそこで終了することになるが、この中断は、歯科医師と患者の双方にとって同じく重要なことである。

B. 定　　義

1. リハビリテーション（Rehabilitation）
   A）以前に有していた能力の回復（Webster）。
   B）顔面および口腔組織の回復と筋機能に調和した下顎運動の確立。

2. 除去（Elimination）
   A）解放、自由、追放（Webster）。
   B）歯科医と患者のどちらも大きな金銭的な損失なしに、患者との関係を友好的に終了する

Personalized Denture Procedures

こと。

3. 自由滑走咬合（Free Running Occlusion）

上顎歯の33度の舌側咬頭と咬合する下顎の仮義歯の平坦な臼歯部のレジン部に適用される言葉。

4. 悪習癖（Adverse Habits）

誤ったverti-centricと歯の位置、あるいは不適切な機能に適応しようとして患者が身につけてしまった顔面および下顎の動作。

C. 材　　料

第5段階で概説した仮義歯の装着で用いたものと同じ材料

D. ティッシュコンディショニングのための治療

ティッシュコンディショニングにおいてすべきことは基本的には四つある。診断用義歯を入れたその日に義歯がぴったり合ってしまうことが時々あるが、そのように義歯床縁の調整ができている場合には、わずかな変更ですむ。最適な粘膜の色調が出てくるまでティッシュコンディショナーを使用するだけでよい。しかし、下記のいずれかひとつでも問題があれば、さらなる調整の必要がある。

①床下の組織の調整、②床縁の調整、③咬合と義歯の位置、④審美性に関する考慮

1. 床下の組織の調整

圧を受ける場所は、平になった皺襞や隆起している部分、あるいはフラビー状の組織が形態を変えた部位で特に生じる。これらの部位はリリーフを必要とする。これらの新たに圧力の加わった領域には図57で示されているように（わざと黒く染めてある）、ティッシュコンディショナーは残っていない。図58と59に示されているように、義歯床のこれらの領域をリリーフする。残っているティッシュコンディショナーを全て取り除き、新しい材料に置き換え、義歯を再装着する。

萎縮した部位とフラビー状の組織は理学療法が必要となる。患者にこれらの領域を拇指または濡れた布でマッサージするよう指導する。粘膜組織全体をブラッシングするのも非常に効果的である。これら可動性の粘膜領域には大量のティッシュコンディショナーを用いる。ティッシュコンディショナーを混和する時に粉の量を少なくし、ティッシュコンディショナーを通常より軟らかくして組織になじむようにする。

時間をかけても組織の回復が見られない場合には、内分泌的な疾患がある場合があるので、内科医や内分泌専門医の診察を受けてもらう。

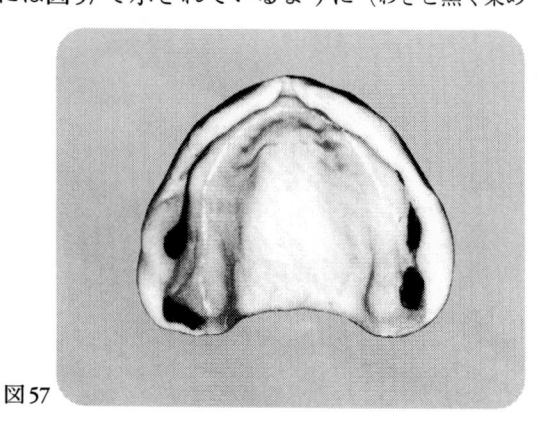

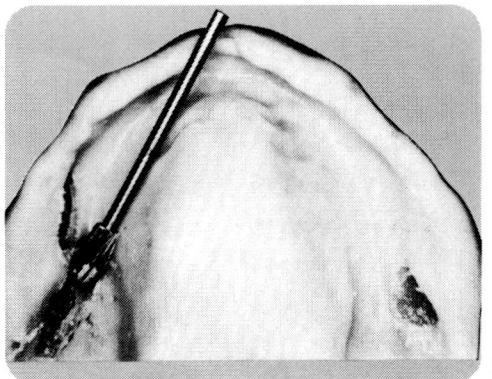

図57

図58

図59

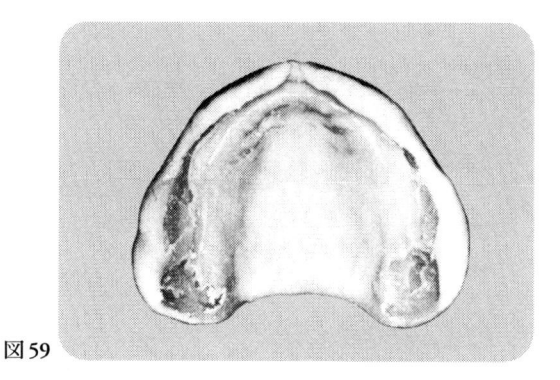

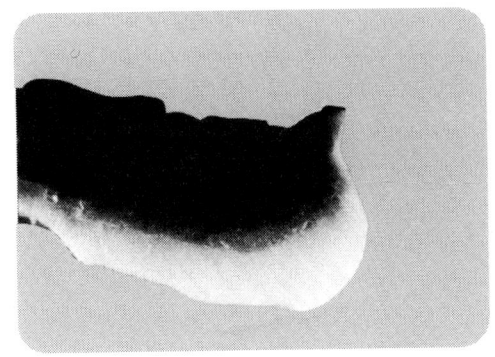

図60

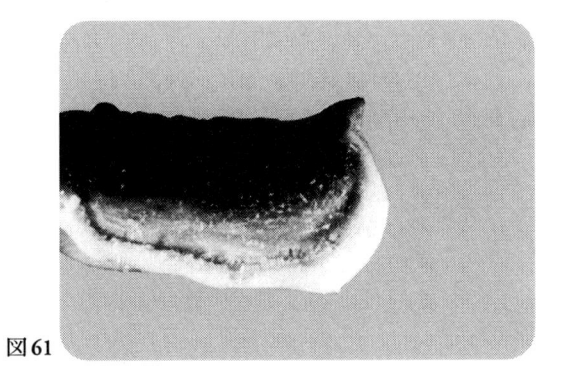

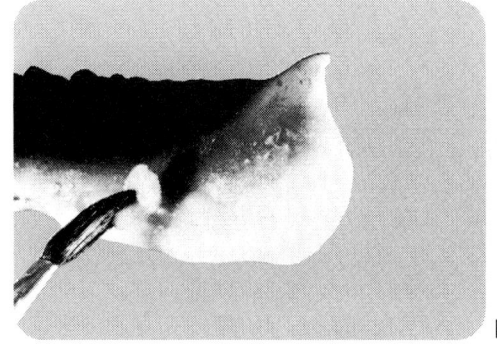

図61

図62

2. 床縁の調整

義歯床縁にティッシュコンディショナーがない部分は、床縁が広すぎることを示している（第5段階—図49）。これらの床縁は十分に削り取り、丸みをつけて新しいティッシュコンディショナーを加える。

床縁が不足している場合には、より扱いが難しく調整が必要である。それはティッシュコンディショナーが基礎床を越えて流れ出し、安定せずに容易に曲がってしまうことから判断できる。このような可動部分はどこにでも生じるが、ここは床縁を常温重合レジンで延長（バックアップ）すべきである。

注：ティッシュコンディショナーを何度も積み重ねると不要に伸びすぎることがあるが、これはやり方が悪いせいである。しっかりとした床縁は、義歯を装着し適量の新しいティッシュコンディショナーを使うことによってできる。

患者が少なくとも一日義歯を装着すると、床縁はほどよく硬くなり簡単に切れるようになる。次に示す一連のステップは、延長不足の義歯床を咽頭のような形に直す方法である。義歯床をある程度長く越えて固まったティッシュコンディショナーは十分なサポートが必要である。このためには、床縁を延長するためにバックアップ材を用いる。常温重合レジンを用いるが、早く硬化し非常に扱いやすい。

a. 義歯の舌側面で余分に延びている軟らかいティッシュコンディショナーを削り取る（図60）。

b. 鋭利なナイフと大きなバーを用いて、床の下縁から舌側の軟らかいティッシュコンディショナーを切り取り、ティッシュコンディショナーによって形成されている床縁を約2mm残す。このとき舌側まで突き抜けてはならない。そしてバックアップ材がそれにつくようにすべてのベース材料を新しくする（図61）。

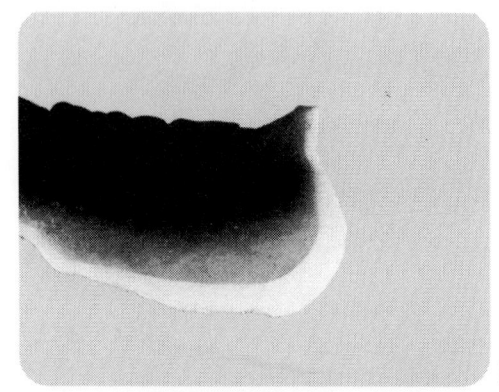

Personalized Denture Procedures

図63

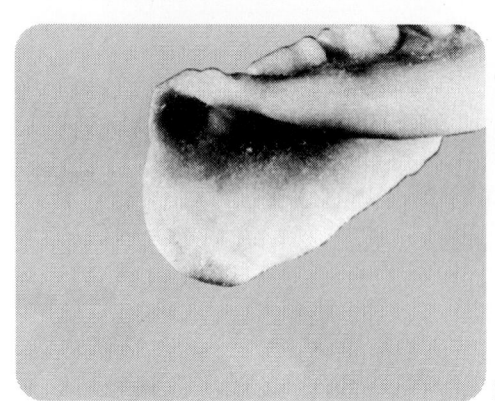

図64

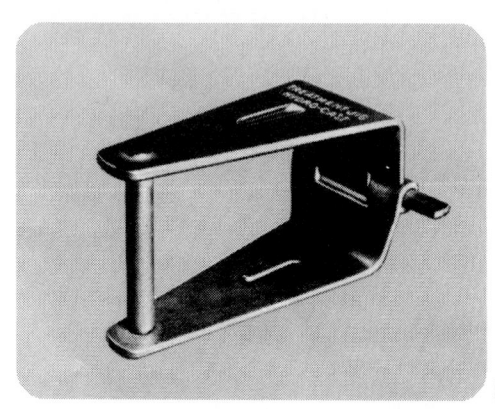

図65

面を研磨する（図63）。

注：図64は、ティッシュコンディショナーの舌側の形態がそのままで、まだ十分な量のティッシュコンディショナーが残っていることを示す。この基本手順は程度の差こそあれ、十分な支えのない床縁を強化するために用いられる。この手法は舌側表面を削りすぎて薄くなった床の厚みを増すためにも用いられる。

3. 咬合と義歯の位置

調整にあたってはしっかりした咬合を維持することが非常に重要である。永年にわたり蝶番位よりも少し前で咀嚼してきた患者の多くは、完全に後退した位置では快適に咬むことはできない。この後天的な咬合関係は問題であり、それは調整が進行するにつれて筋肉が正常な状態に戻るための時間をかけることにより解決できる。

徐々に快適になるような方法を用いると、それがたとえ顎関節の問題であっても著明な改善がなされる。それは弾力性のあるライナーを用い、干渉のない平らな下顎の咬合床と上顎の33度の舌側咬頭とを組み合わせることにより達成できる（第4段階—図42）。

最初に採得した中心咬合の記録を採る時に、顎関節にある程度の損傷があるかどうかはわからない。概説したように、年輩の患者には調整を通して、より正常な後退した位置への目にみえるような回復がしばしばみられる。

これを達成するには考慮すべき二つの要素がある。一つは診察の度に咬合が均一になっているかどうかを再チェックすることである。もう一つは、特に上顎の義歯を毎回同じ基本的な位置に装着できることを確認することである。新しいティッシュコンディショナーを用いた際に、義歯を正確に同じ位置に装着できるかどうかを注意深く見るのは、極めて困難である。この目的のためには、歯の位置をコントロールするためにジグを用いることをすすめる（図65）。これは"組織治療ジグ"と呼ばれ、次のように用いる。

c. ブラッシュテクニック（筆積み法）を用いて（第5段階—図54〜56）、粉と液を混ぜて作った球を溝にそってのせ（図62）、モノマーでそれらをなめらかにする。十分にバックアップ材を用いて義歯床を覆い、よく結合させる（図63）。

d. 材料が固くなるまで義歯を2〜3分間温水に浸す。そして余剰な部分をとり除き、表

ジグを用いた方法

注：基本的な歯の排列について患者の満足が得られ、義歯の床縁が良好な状態になるまで義歯をジグにつけてはいけない。一旦義歯をジグにつけると、ジグはその後に起こるあらゆるティッシュコンディショナーの変化に対応できなくなる。いつでも人工歯や床縁のわずかな変化が起こり、それに応じてジグを調整する。

ステップ I

咬合調整後、義歯を口腔よりはずし、絶対にティッシュコンディショナーを変形させないようにする。ティッシュコンディショナーをウエットウォーターの中で湿らせ、床縁を十分に覆うように速硬性の石膏を注ぐ。

ステップ II

ジグの下半分の中央に、高い円筒形を作るように十分な量の石膏を盛る。それを水平ピンの高さまで盛り上げ、そこに石膏模型についた義歯を咬合面が下になるように置くが、歯型が印記されるように少し軟らかめの石膏にする（図66）。

ステップ III

ジグの上半分部に石膏模型をつけるが、インサイザルピンをジグの下半分の凹みにしっかりとはめ込む（図67）。

ステップ IV

石膏をなだらかにして硬化を待ち、義歯を模型からはずして、分離できるように、模型にアルギン分離剤を塗る。

ステップ V

義歯の内面の必要な調整を行い、残っている材料を取り除く。ジグから水平ピンを抜く。

ステップ VI

新しいティッシュコンディショナーを義歯と模型のアンダーカット部に入れる。義歯を軽く模型に入れ、歯がインデックスにおさまるようにおく。ジグにピンを戻し、インサイザルピンと人工歯が所定の位置におさまるようにジグを閉じる（図68）。余剰の材料が床縁の周りにはみ出てくる。

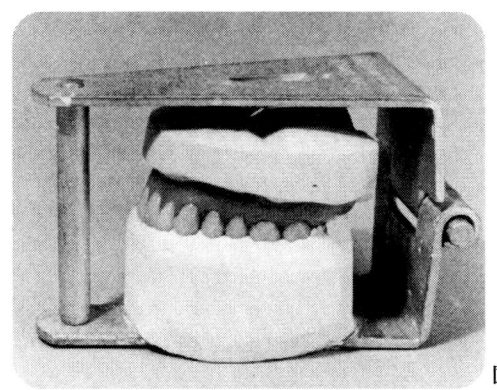

図66

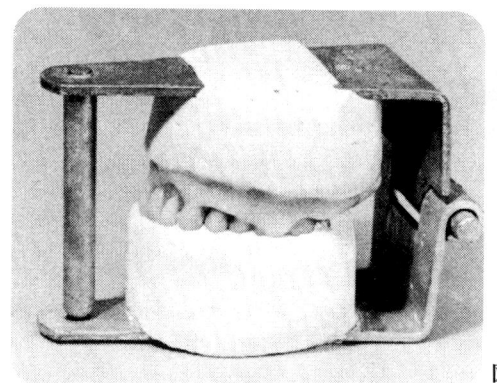

図67

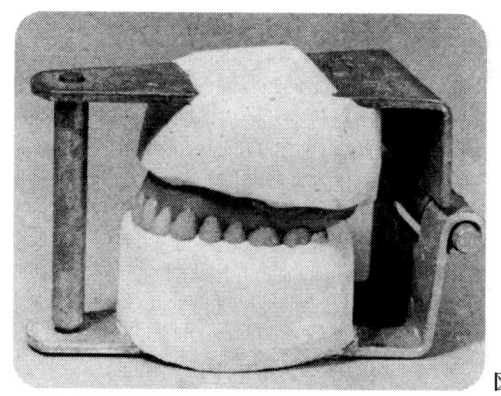

図68

ステップ VII

ジグをすぐにウエットウォーターに浸し、指で

余分なティッシュコンディショナーを取り除く。ジグの水平ピンをはずし、義歯を模型からはずす。ブラッシュテクニックを用いて新しいティッシュコンディショナーで気泡を埋め、義歯を口腔内に入れる。必ず同じ位置に義歯を戻さなければならない。

注1：二回目のジグ操作が必要なことは滅多にない。組織は変化しても模型は変化しないが、口腔の変化はとても小さいのでティッシュコンディショナーがまだ硬化していなければ即座に調整できる。

注2：ジグを使う時はアルギン分離剤を使う前に、いつも水に充分に浸さなければならない。そうすると新しい材料はすんなりと模型からはがれ、ねばついて使えなくなることがない。

注3：古いティッシュコンディショナーを義歯から取り除くのは面倒である。それが比較的薄い部分には、粗い石材ポイントまたは大きなカーバイドバーが必要となる。床縁部のようなティッシュコンディショナーが厚い部位には、25番の鋭利なバードパーカー技工用ナイフを使用し、取り除くか削り取る。鋭利なスクラッパーかバーを使うともっと簡単に取り除くことができる。

注4：ティッシュコンディショナーを用いること、ティッシュコンディショナーを取り除くこと、義歯をジグにつけること、ティッシュコンディショナーを混ぜ合わせることなどの機械的操作は、ほとんど助手に行わせる。

注5：顎堤の形態が程良いか、患者に後天的な悪い前噛みの癖がある場合には、下顎の義歯にはジグを用いない。このような咬合は通常すぐに改善されるが、ジグが本来の咬合に左右されるので問題が複雑になる。

咬合を安定させ歯の位置を決定する際に、下顎において大きな困難を伴うことがある。一旦人工歯が満足な位置に確立されると、その位置はジグの使用により維持される。

注6：ディナーリレーターは、マウンティングがより早く、より精密なので優れたジグとなる。咬合面の石膏インデックスをマウンティングスタンドの上にかたち作る。速硬性の石膏を義歯の口蓋面に注ぐ。上顎部分のマウンティングプレートにかみ合うように上にひろげる。ジグ操作が完成した後、インデックスとマウントした模型をはずして、後で使用するときのためにとっておく。

4．審美性に関する考慮

歯科医と患者の、義歯を見栄えの良いものにしたいという願いのためには、ティッシュコンディショニングをしている間に再評価する。小さな変更は後で咬合器上での操作で行えるが、顔や歯の排列に関する部分の変更は、ティッシュコンディショニングの日に行わなければならない。個々の歯にワセリンを塗り、ゆっくりと加熱してねじり、常温重合レジンで簡単に再排列することができる。2本から8本の1セット分を558か559番のバーを使って切り取り、短時間で以下のようにより良い位置に置く。バーで唇側から舌側に向かって丁度良い角度でレジンに孔を開ける。排列を変更する歯の間をドリルで開け（図69）、歯の周囲と下の穴をつなぐ。このようにしてどの歯も一つのかたまりとして分割される。そのユニットをより望ましい位置に置き、再排列する歯の下面を小さいスティッキーワックスでとめる。常温重合レジンを少し余分にスティッキーワックスをとりかこむように盛る。それから義歯を温水につけるとレジンは数分で硬化する。その後、トリミングして研磨する。この前歯部の修正は、会話もしくは唇のサポートを良くするために行う。可能ならば、歯を切り出す前に予想できる変化を調べておくとよい。変化の調べ方は、ソフトワックスを、切端もしくは唇側面に加えることによって改良されるかどうかをみる。

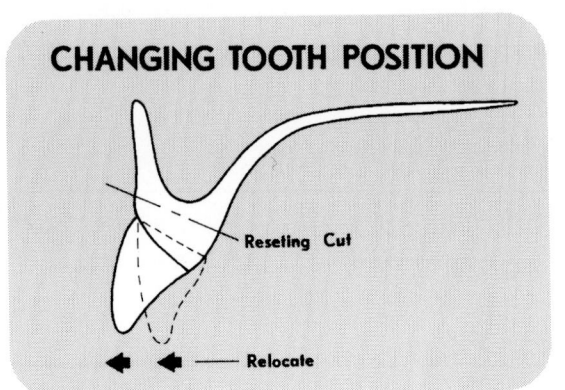

図69

ティッシュコンディショニングの基本的な作業

　治療義歯を装着後のティッシュコンディショニングは以下のような手順で行うが、以前述べたように、四つの追加の操作を行う必要性や時期によって、手順は変更しなければならない。一般的には次の通りである。

　患者が再来する度に、まず具合がよいかどうかを尋ねる。具合が良ければ（そうでないと困るのだが）、咬合のチェックに進む。歯をゆっくりと後退位でしっかり咬合させた時に、どちらの義歯もずれてはいけない。もしこれが実際ある場合には、第5段階で述べたように咬合平衡ワックスで調整する。

注：しっかり咬んだ際に、義歯床下に痛みを感じる時は、まず症状のある部分のティッシュコンディショナーを取り除き、それから咬合調整を行う。また、下顎の咬合堤上の上顎第一小臼歯の舌側咬頭の接触点をマークする。これは中心咬合位から遠心運動を調べるための参考点になる。

ステップⅠ

　義歯床もしくは床縁上で修正が必要な所はすべて修正し、上顎の義歯からティッシュコンディショナーを取り除く。新しいティッシュコンディショナーに置き換えて、咬合が均一で、まだティッシュコンディショナーを取り除いていない下顎の義歯と一緒に口腔内に戻す。約2分間患者に声を出して何かを読ませる（ほとんどのケースでこの作業はこのジグを用いて行う）。

ステップⅡ

　次に下顎の義歯からティッシュコンディショナーを取り除き、新しい材料をつけ注意深く口の中に入れる。材料が普通の圧力に抵抗するくらいになるまで義歯を口腔内に入れるのを待つ。3～4分患者に声を出して読ませ、両方の義歯をはずす。

ステップⅢ

　余分なティッシュコンディショナーを切り取り、必要な修正を加える。上顎の義歯を乾かし、臼歯部の口蓋にブラッシュテクニックを用いて液と粉を混ぜた小さな塊を置き、辺縁を封鎖するとともに床縁を滑らかにする。余分なティッシュコンディショナーを取るなど下顎の義歯の必要な小さな修正を行い、ティッシュコンディショナーがまだ流動性があるうちにブラシを使って表面全体に塗る。次に同じ材料とブラシで乾いた床縁全部を封鎖し、それから義歯を挿入する。既にでき上がっている床縁が延びすぎないように、外側の筋肉をひっぱり、患者に口を閉じてもらう。同時に患者に嚥下させたり、一側から対側まで口角をなめる動作を行わせる。義歯を3～4分以内に取りはずし、余分なティッシュコンディショナーを取り除く。下顎の舌側のフレンジは舌が刺激を受けて痛くならないように必ず滑らかにする。5cm×5cmのスポンジに少々アルコールをたらして使うと効果的である。2～4日後に次の調整の予約を入れる。

　上下顎のうち片方の組織だけが急速に回復し、反対側はなかなか回復しない場合がよくある。この場合、患者に不快感が伴わなければティッシュコンディショナーを変える必要はない。両方の問題が解決されるまで何週間もそのままにしておく。しかし、不快感がなくても義歯が適合しなくなったり、ティッシュコンディショナーが崩れ始めたら、いつでもすぐにティッシュコンディショナーを取り換えなければならない。

　第6段階において、中心咬合位と咬合高径は徐々に改善される。下顎ブロックの咬合面上の上顎第一小臼歯舌側咬頭の位置を継続的に観察し、その位置が蝶番位にきちんとおさまっているか、あるいは前の方にずれているかを確認する。咬合

高径は、ティッシュコンディショナーの追加や下顎のレジンブロックの高さを低くする際の指標となる。

ステップⅣ

審美性、快適さ、安定性の面で患者、歯科医双方の満足が得られたら、すぐ新たなティッシュコンディショナーを上下の義歯につける。それから義歯を1～2日装着し、義歯に問題点がないことを確かめ、最終工程の予約をとる。

段階的な作業

この新しい方法を用いれば、難しい患者でも満足の得られる義歯を製作することができる。治療義歯を用いて組織や関節の特異性を改善することが義歯の成功につながる。この方法は、従来の技法と比べれば確かに時間がかかるので、義歯を最小限の時間で作らなくてはならない場合には向いていない。

収入と時間に限りのある患者には、簡便化した3回方式を提案する。従来の技法の成功は印象採得にかかっている。このマニュアルでは、新しい方法で行う機能印象について解説することが目的なので、本書では従来の技法の印象採得については述べていない。

どんな印象にも失敗があるが、従来の技法の印象の方が失敗は多い。このため、でき上がった義歯に対して、患者が満足しないことがある。また、不安定だったり、しっくりいかないという点を除いては、基本的にうまくできている旧義歯は、診断用義歯として転用することができる。これを用いて組織の回復を行うことができる。

次に述べる方法は、下顎の義歯やverti－centricそして歯の位置が比較的良好なほとんどの義歯のリラインに用いることができる。咬合の要素にも注意を払うべきであり、下顎義歯を平らなレジンブロックに変え、最終段階で修正した歯を加えるのが簡単な方法である。

技　法

ステップⅠ

義歯の内面に均一なスペースを作る。これは10番または12番のラウンドにバーを用いて行い、頰舌的に顎堤すべての部分、そして側壁の一方の端から他方の端まで溝を掘る。溝の深さは正確に均一にし、バーの頭の半分位の深さにする（図70）。

ステップⅡ

大きな樽型のカーバイトバーで、残っている突起すべてを削り滑らかにする（図71）。

ステップⅢ

義歯にティッシュコンディショナーをつけ、義歯を口腔内に入れる。患者に声を出して何かを読ませる。5分後にはずしてよく調べ、リリーフが必要な部分に印をつける（図72）。

ステップⅣ

圧迫している部分を適切にリリーフする前に、義歯をウエットウォーターに浸す。そうすると、削り取る際に剥げ落ちてくるティッシュコンディショナーの小片をブラシでとることができる（図73）。

ステップⅤ

これらのリリーフする部分は正確にティッシュコンディショナーを埋める（図54～56）。そして3～4分間で口の中に戻す。そして義歯をはずして充分にティッシュコンディショナーがあるかどうか確かめる（図74）。

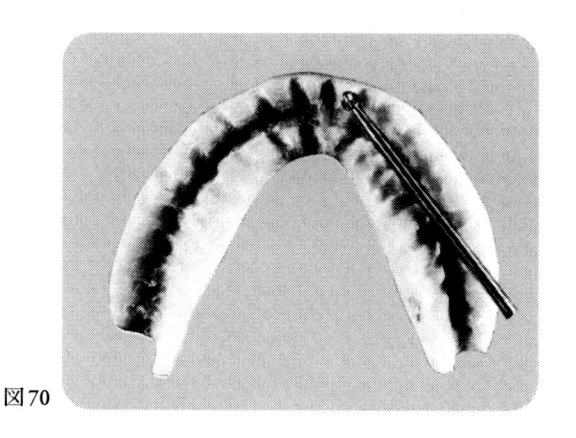

患者との信頼関係を築く総義歯製作法

図70 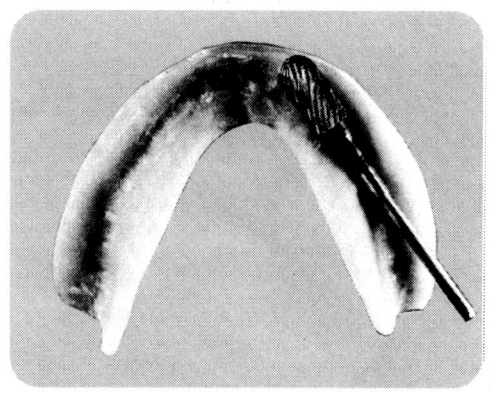　図71 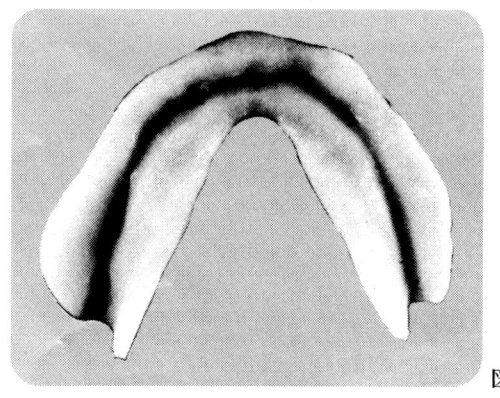　図72 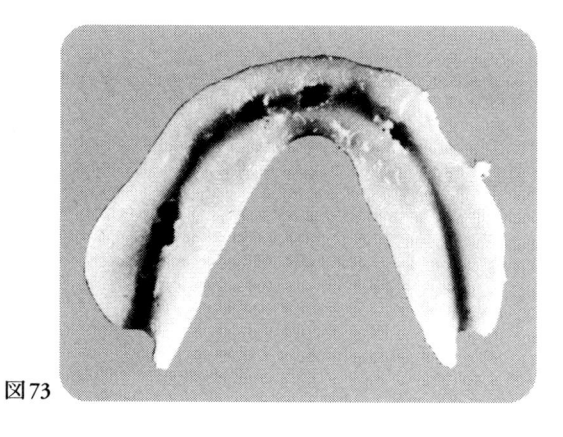　図73 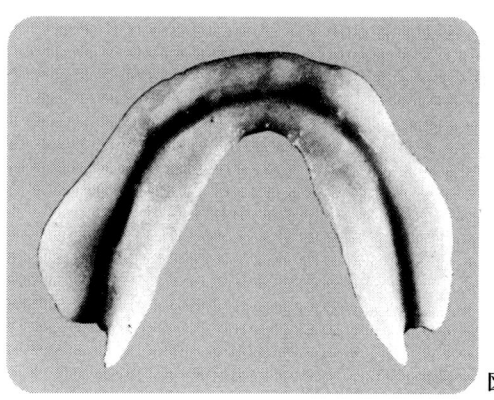　図74

ステップⅥ

義歯を乾かし、この段階のステップⅢとⅣで示したように、均等な圧がかかり、床縁をすべて封鎖するように薄くウォッシュする（62～63ページ）。

患者は帰宅させるが、ティッシュコンディショナーを交換したりその他の調整のために何回かの予約が必要であり、患者が快適に感じ、得られた結果に満足するまでは、完成したと考えてはいけない。その後、できれば義歯はハイドロキャストマシーンを使ってリラインする（図114）。

63

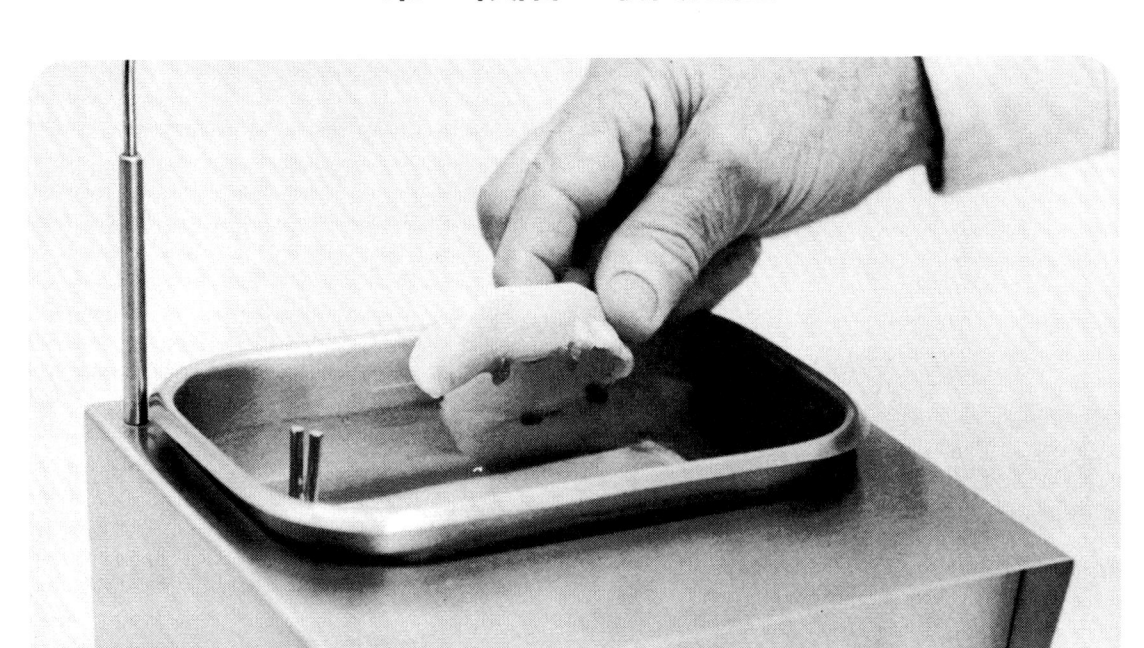

第7段階　最終処置

A. 理論

　第7段階は文字通り最終仕上げの段階で、診断用義歯を装着している間に集めた情報を最終的に実体化する段階である。

　従来の技法の場合、2〜3回の治療で義歯が製作されるが、義歯ができあがるまで実際に装着する機会はなく、機能的な評価を行うことができない。

　しかし、この新しい方法の場合、診断用義歯を使用することにより、機能的にも審美的にも許容できるまで調整を加えることができる。この期間に診断用義歯はより精巧に調整され、その成果を咬合器にトランスファーし、患者に合った最終（継続）義歯を完成させることができる。

　以下に最終（継続）義歯を製作する前にチェックすべき事柄をあげる。
1. 患者は楽に咬むことができ、粘膜の色や形状が健康である。
2. 細かな修正は別として、歯科医から見ても患者から見ても顔貌と歯の外見が満足できる。
3. 義歯の安定性に優れ、患者に受け入れられている。
4. 患者が蝶番位で機能するのか、あるいは後天的に得られた顎位で機能するのかを見極めなければならない。それを正確に記録し、咬合器上に中心位でマウントするために用いる。

B. 定　　義

1. 蝶番位（Hinge Relation）
   （1）すべてのものが依拠しているもの、それぞれの部品の調和があって回転するもの（Webster）。
   （2）対側の部分と調和して蝶番位で機能する顆頭。

2. 獲得された位置（Acquired Relation）
   （1）多かれ少なかれ永久的で、調和したりしなかったりするもの（Webster）。
   （2）蝶番位というより、患者自身の機能によって獲得された快適な位置で機能する顆頭。

3. 最終仕上げ（Finalization）
   粘膜のリハビリテーション期間中に診断用義歯によって改善された点を記録すること。

C. 材　　料

1. 小さなフレーム型バー
2. 正確なコンパス
3. 通常のティッシュコンディショナー
4. 辺縁封鎖用 Synthetic occlusal plane wax（Bosworth）
5. 皮膚用鉛筆
6. 特定の咬合器用に選ばれたオルビタールポイント付きのフェイスボウ
7. 酸化亜鉛印象材（Krex）スパチュラ、紙パッド、アルコール
8. フェイスボウ用 fork wax（Modern Material's red baseplate wax）
9. #25 の刃がついた技工用ナイフ（Bard Parker）
10. ユーティリティワックス（Kerr）
11. スティッキーワックス（Kerr）
12. 湯沸し（Hanau）
13. 氷
14. 鉛筆とパッド
15. ボクシングワックス と紐
16. 技工用のウェットウォーター
17. Albastone（S.S. white）
18. Tongue blade
19. ミリメーターゲージ（Boley）

D. 治　　療

観察事項

ステップⅠ：どんな小さな変更でも希望があるかどうか患者に質問し、その要求を評価し、それを書き留めておく。

ステップⅡ：歯科医からみて調整したほうがよいと思われる、細かい審美的および機能的な変更点の要点を記録する。正中線を評価する。

ステップⅢ：上顎小臼歯の外観と咬合平面を再評価する。

ステップⅣ："S" position に関連した下顎前歯を評価する。会話に関連する部分が調整中に変わっているかも知れない。この修正に必要な量を決定する。もしこれが僅かならば、後で咬合器上で修正できるように記録する。もし修正する量が1mm以上の場合には、二本の下顎中切歯

を切り取り、Sticky wax で正しく排列し直す。これらの二本の歯を正しく排列すると、残りの下顎前歯を咬合器上で修正するための明確な指標となる。

印　象

ステップI：義歯床縁のスムーズさと連続性を評価し修正する。

ステップII：バーで上顎義歯床の唇側の片側に鋭い切れ込みを掘り、もう一つを上顎の切れ込みの直下で下顎床の唇側に掘る（図75）。次に義歯を口の中に入れ、中心咬合位におけるこれら二つの穴の間の距離を注意深く測定する。これが患者の咬合高径である。他の記録と一緒にこの数字を記録する（図76）。この記録は咬合器上でこの咬合高径を回復するのに使われる。

ステップIII：液1：粉1の割合で混ぜたティッシュコンディショナーを用意する。これを上顎の乾燥した床粘膜面全体にすばやくブラッシュする。5cm×5cm のスポンジで口蓋面から唾液をふきとり、しっかりと義歯を入れる。

ステップIV：同様に下顎の床粘膜面にも同じ方法を用いる。しかし、口の中に入れる前にガーゼで唾液を吸いとる。その位置で義歯をしっかりと保ちながら、患者に舌を突き出し、大きく口をあけ、それから口を閉じて嚥下するよう指示する。また術者は床縁上に筋肉をひっぱる。この操作を少なくとも2回くり返す。この操作で新しい材料が現在の床縁におちつき、望ましくない床の延長を防ぐ。

ステップV：3分間材料が変化するのを待ち、上下顎の義歯をはずし、唾液を吹き飛ばして、ティッシュコンディショナー表面に切れ目がない

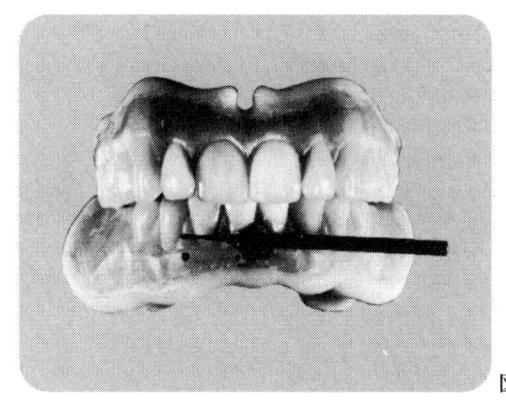

図75

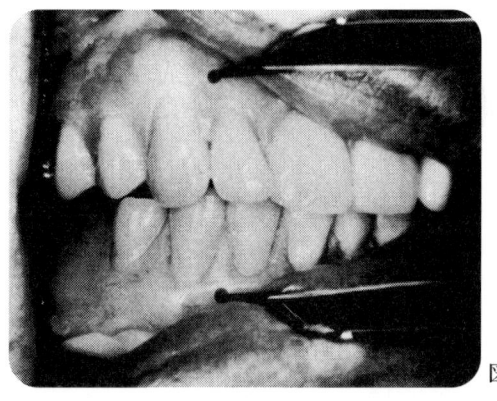

図76

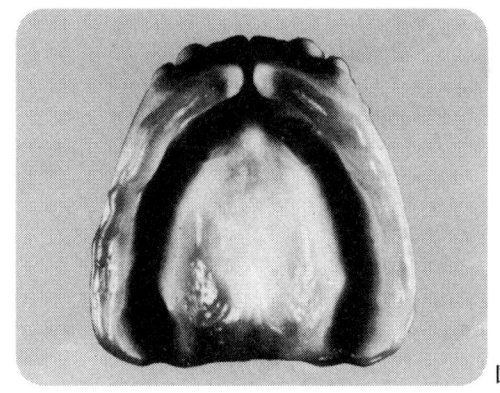

図77

かどうかを調べる。もし小さな隙間や光沢のある箇所があれば、それは組織の接触不足を示しているので、同じ材料をブラッシュテクニックで少しの量を加えて修正し、義歯を再装着する。2分後に満足のゆく連続性と組織の接触とを再チェックする。

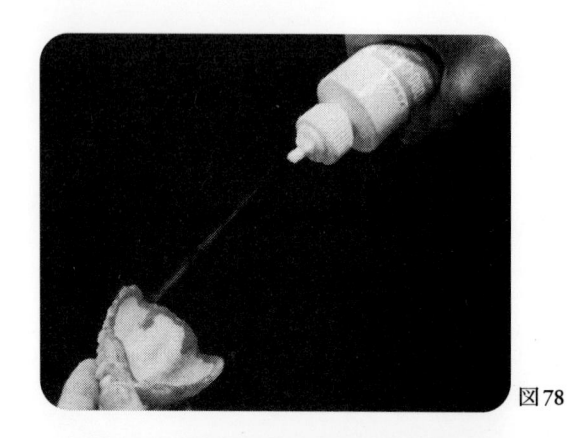

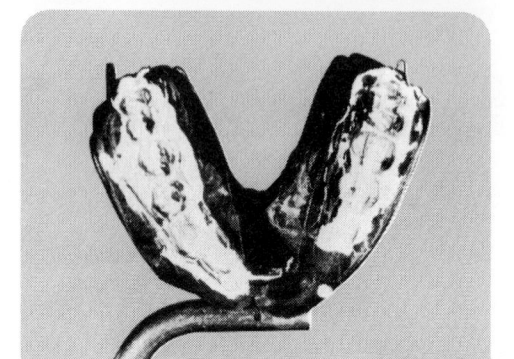

Personalized Denture Procedures

図78

図79

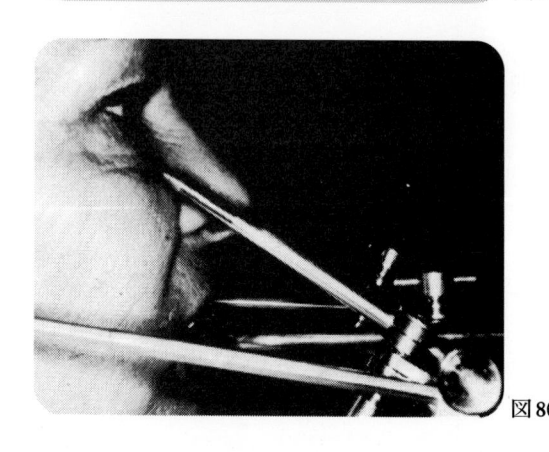

図80

ステップⅥ：最適な上顎印象を得るには、より良い辺縁封鎖が行わなければならない。このためには、Bosworth社のSynthetic occlusal plane waxを用いる。ワックスを鉛筆の幅の帯状に切り取り、ブンゼンバーナーでその片方を少し溶かして印象の境界の内側にそって塗り、それが丸まった縁までわずかにのびていくようにする（図

77)。ワックスは厚さが1mm～1.5mm以内にする。この方法で床縁全体が覆われるまでワックスを盛る。後方の口蓋封鎖域では幅1cm以上広くするとともに厚くする。筋付着部が小帯のような深い切れ込みを作り出している時にはつけてはならない。

ステップⅦ：この時上顎の義歯の新しいティッシュコンディショナーはまだ固まらず、粘着性がある。この粘着性を早く取り除くためには、粘着した表面全体にプラスティックの入れ物からティッシュコンディショナーの粉をスプレー式に吹きつける（図78）。直ちにエアーシリンジで余分な粉末を吹きとばし、義歯を口腔内に挿入し、空気がすっかり押し出されるまで、圧力を上方および後方に加え続ける。その後の操作が完全にすむまでこの義歯をはずしてはいけない。ワックスが流れティッシュコンディショナーと滑らかに混ざり合うまで、少なくとも20分間は口腔内に入れておく。

ステップⅧ：下顎の義歯にワックスシールは用いられない。材料が粘着性を有する面にのみ粉を吹きつけ、エアーシリンジで余分な粉を取り除き、乾いた口腔内に義歯を挿入する。小さな咬合の不調和は気にせず、普通に何かを嚥下する時よりも、しっかり閉口させる。

フェイスボウトランスファー

ステップⅠ：ティッシュコンディショナーが口腔内で固まる間に、軟らかいベースプレートワックスをフェイスボウのフォークに準備し、オクルーザルインデックスをとり、それをはずして冷やす。

ステップⅡ：それを口腔内に戻し、インデックスに下顎の人工歯がはまりこんだ時に、フェイス

❑ 68

ボウのフォークの延長部が上下に動くかどうかを確かめる。もし動きがあるなら下顎のワックスを再び軟化し、前歯部の圧迫を避けるため、下顎前歯部のワックスを切り取り、口腔内に戻し、より安定した位置に下顎を導く。しっかりと安定するまでは、はずしたり冷やしたりして再チェックする。

ステップIII：鋭利なナイフで上顎人工歯の咬頭の圧痕の周りの余剰なワックスを切り取り、ワックスの表面を粗にし、少量のKrex酸化亜鉛印象材を混ぜて圧痕の上に薄く拡げ、口腔内の位置に戻し、インデックス内で下顎がフォークを保持する状態でKrexを硬化させる。それをはずして余剰のKrexを切り取る（図79）。

ステップIV：どのような方法でもよいので、顆頭の回転中心を決めてマークする。フェイスボウが中央にくるようにし、目盛りのあるスライディングコンダイルロッドかピンが顆頭点に接触するように調整する。それをフェイスボウのフォークに固定する。オルビタールインディケーターを眼窩下点にあわせる。フェイスボウをはずし、それを専用ジグか安全な場所にのせる（図80）。注：これらの操作の間、上顎義歯をゆるめてはいけない。

ステップV：下顎義歯だけを取りはずし、新たなティッシュコンディショナーの粘着度をチェックする。もしまだ粘着性があるようなら、更に粉を吹きかけ口腔内に戻す。粘着性が完全に消えるまで作業を次に進めてはいけない。それが確認されたら中心位の記録をとる。

CENTRIC RELATION（中心位）

注：患者を無理やり蝶番位に持っていってはいけない。その狙いは、患者が有していた快適な位置を取り戻す

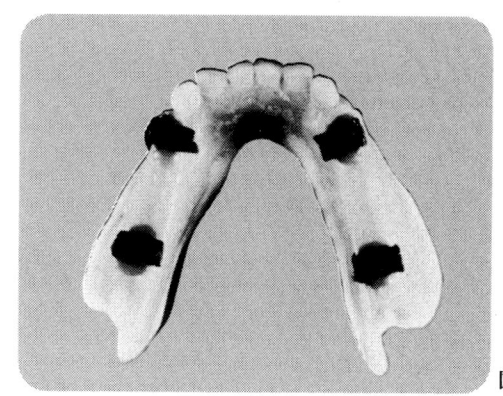

図81

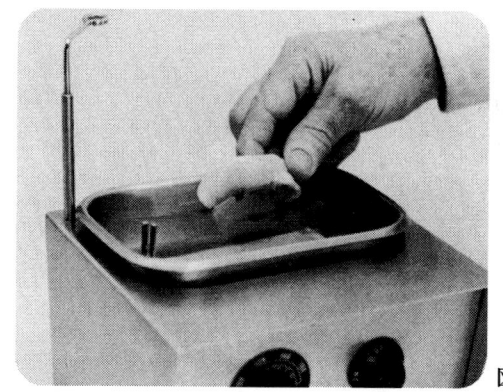

図82

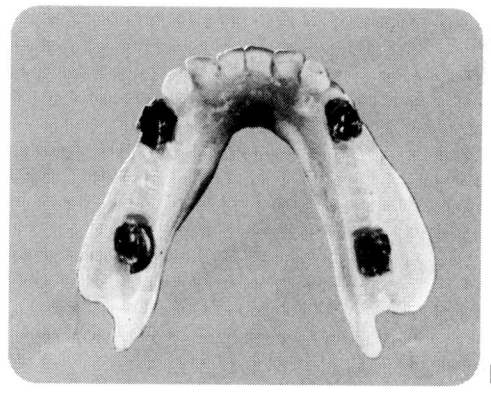

図83

ことにある。それが終末中心関係であればとても良いのだが、もし後天的に得られた中心咬合位であることが判れば、この位置が記録すべき位置なのである。終末蝶番位を採得することに固執してはいけない。

ステップI：Kerrの丸いユーティリティーワックスの3～4mmの長さのものを四つ準備する。それを咬合床の両側に置く。一つを第一小臼歯部に置き、もう一つを大臼歯部に置く。それらをスティッキーワックスで咬合床につける（図81）。

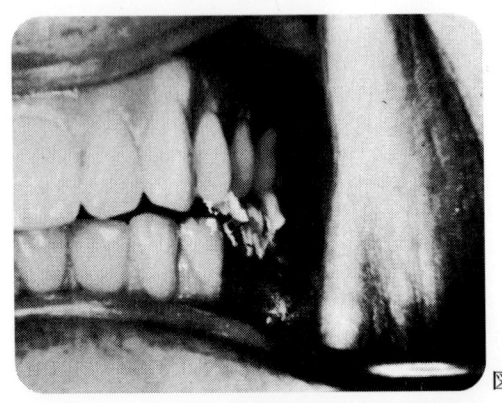

Personalized Denture Procedures

図84

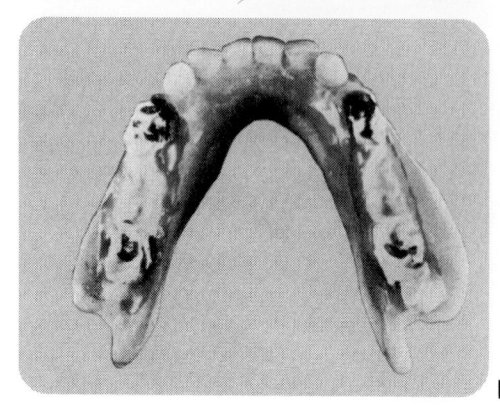

図85

ステップⅡ：下顎の義歯の咬合面を 55 ～ 60 ℃の温水の中に入れ、ワックスの支柱が熱で均一に溶けるようにする（図82）。

ステップⅢ：義歯を口腔内に入れ、患者にリラックスした状態で、以前に得られた中心位で、ワックスの支柱をやさしく咬んでもらう。

ステップⅣ：四つのワックスの支柱全てに圧痕、できれば上顎舌側咬頭の圧痕があるかどうかを義歯をとりはずして調べる。もし圧痕がなければ、支柱の厚さと位置を調整し、ワックスを再び加熱して操作をくり返し、四つの支柱全部が中心位ではっきりと、しかも軟らかく触れるようにする。完全に冷やし、咬合位の再現性と義歯の安定度をチェックする（図83）。

ステップⅤ：ワックスの支柱間のレジンの基礎床表面をざらざらにする。すなわち分離ジスクで2～3の切り口をつければ十分である。

ステップⅥ：Krex酸化亜鉛印象材を各チューブから4cm位を混ぜ、硬化を早めるためにアルコールを一滴たらす。ワックスの支柱の上と支柱間に印象材をのせ、口腔内に義歯を戻し、再び中心位で下顎を閉じる。20～30秒待つとKrexが硬化する（図84）。そして下顎義歯を指でしっかりと支え、患者にすばやく開口するよう指示する。患者は、Krexが引っかかったり、上顎の義歯がゆるむこともなく開口できる。ワックスが四つの支柱全ての窩の中で均等に見えているか、または上下顎の床どうしが接触している部分がないかどうかを確認する。

ステップⅦ：KrexをレジンにスティッキーワックスでしっかりとつけKrex、鋭利なバードパーカーナイフで明らかな余剰部分を削り取り、再び中心位をチェックする（図85）。この増加した咬合高径を測定し、記録をとっておくと良い。なぜなら、咬合器上の切歯誘導面を調整する際に、この違いを知っておくことが必要だからである。この最終印象と中心位の記録を取り終えた下顎義歯には、ボクシングして脱泡した石膏を注ぐ。

ステップⅧ：上顎義歯に使う新しいティッシュコンディショナーは、よくなじませて粘り気のないようにする。Border wax seal は口腔内の体温では硬化しないので、義歯をはずす前にワックスをよく冷やさなければならない。このために氷水を作り、患者にその氷水を30秒間口腔内に含んでいるよう指示し、次にそれを吐き出させ、更にまた30秒間その動作を繰り返す。次に、患者に義歯全体に氷水がゆきわたるよう指

患者との信頼関係を築く総義歯製作法

示する。それは義歯をはずしやすくするためである。

注：通常のように、指で義歯の吸着を解除しないようにする。これはワックスを歪め、痛みをひき起こす部位を作るだけである。水や空気を吹き込んで義歯をはずす。もし義歯がまだ粘着するようなら、さらに粉末をふりかけ、もう10分間義歯を口腔内に装着する。これでボクシングを行い、脱泡した石膏を注ぐ準備が整った。

　最終的な技工操作のまとめは第8段階に述べられ、またその詳細は、技工マニュアルに示してある。

予備義歯

　最終段階に先立って、患者は最終（継続）義歯に作り変えるために、診断用義歯をはずされてしまうことを気にするものである。仮義歯が一時的にでもなくなると、機能的な問題ばかりでなく、心理的な問題も引き起こしてしまう。仕事上、および社会生活上も困らないようにしなければならないし、せっかく回復した床下組織も守らなければならない。

　最終仕上げの日に使用できるように、次の四つの方法の中からひとつを選択しておかなければならない。

1. 第一は、診断用義歯に石膏を注ぎ、マウントし、コアをとるのに要する数時間の間、患者を無歯顎の状態にしておく（あるいは古い義歯を接着剤でつける）方法である。これがすんだら、診断用義歯を模型からとりはずして患者に戻し、最終義歯ができるまでの間、この義歯を装着する。この方法ではもう一セットの歯と試適の予約を必要とする。この方法の利点は、患者は診断用義歯を後で緊急用の予備義歯として使え、そして、もし必要なら試適の際に歯を再排列することができる。
2. 診断用義歯と同じ歯を用いて最終義歯に変換することもできる。きちんとした診断用義歯の

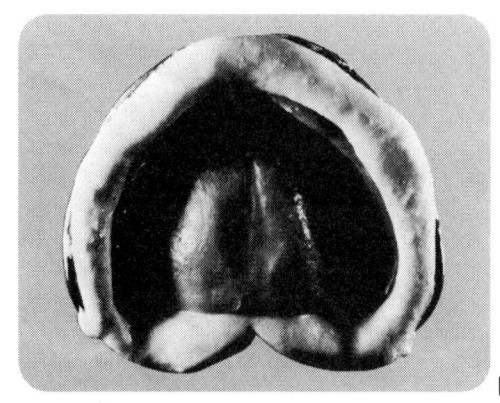

図86

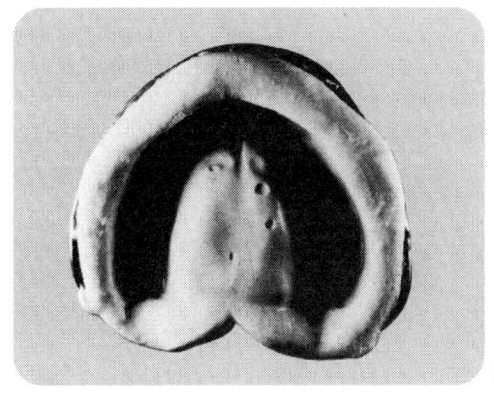

図87

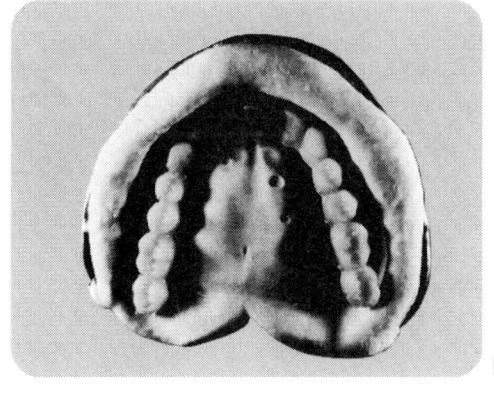

図88

複製は、必要に先立って以下の方法で速やかに作る。

A. 歯の位置が確定した後で、診断用義歯と人工歯の外側面だけのアルジネート印象をとる（図86）。
B. 歯の色をしたレジン、または診断用義歯の人工歯をはずして、採得した印象面の歯の部分にはめ込む（図87）。もしレジンを使うなら、

71

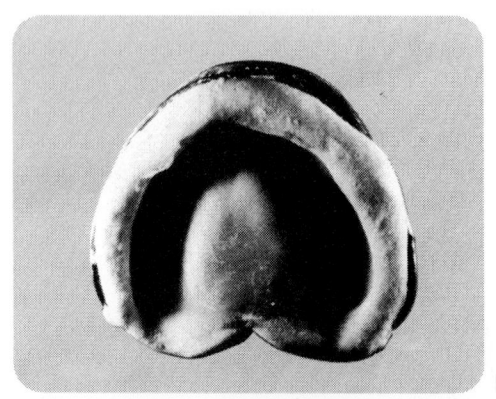

Personalized Denture Procedures

図89

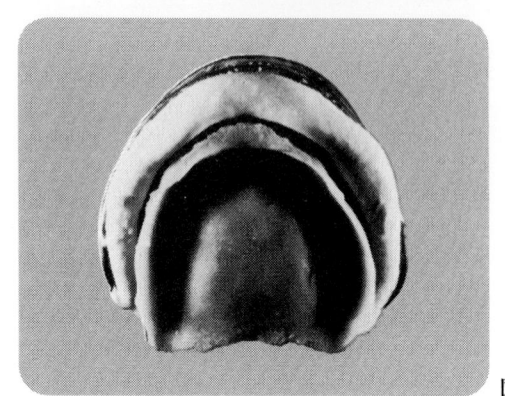

図90

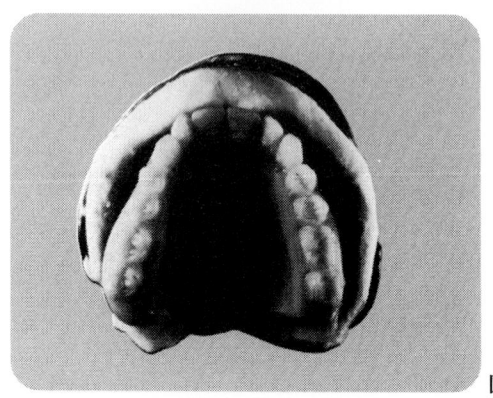

図91

それがまだゴム状のうちにとりはずし、歯肉の所でトリミングして印象に戻す（図88）。
C. 歯肉の色の常温重合義歯用レジンを、アルジネート印象の義歯表面全体に均一に、そして、床縁には平均1.5mmの厚さになるようにおく（図89）。それを重合し、とりはずして（図90）、その義歯を研磨する（図91）。

D. 床下組織が回復した後、あるいは最終段階の進行中、トレーのような使用できる義歯を用意しておく。
E. まず、上顎義歯にティッシュコンディショナーを入れ、口腔内で下顎の診断用義歯と咬ませる。もしジグを作ってあれば、ティッシュコンディショナーを適用するのに使う。下顎義歯を用いてこの操作をくり返し、上顎の診断用義歯またはそのジグを使って、正しい位置に誘導する。こうすると咬合高径と歯の位置が、予備義歯においても十分良好に回復する。
F. 新しいティッシュコンディショナーを調整し、いつものように咬み合わせを調整して、正常な機能を果たすようにする。この方法は、結果的には快適で見た目の良い暫間義歯となり、そして将来の予備義歯としての役割も持つ。

3. もっと簡単ではあるが、トラブルが生じるおそれがある方法は、患者の古い義歯を利用し、それにティッシュコンディショナーをつける方法である。これは時間がかかるわりには、他の3つの方法と比べて良い結果が得られない。しばしば患者は、見た目の悪い古い義歯を入れて人前に出るのをはばかる。通常、歯ぐきの痛みも伴う。

4. 義歯のハイドロコロイドもしくはアルギン酸印象の陰型から総義歯を複製するために、特別の複製用フラスコや常温レジンを用いる方法がたくさんある。この義歯は前もって作っておくことができる。この方法は、前述した二番目の方法に少し似ているが、ティッシュコンディショナーを使わずに義歯を使用するVernon BenchoffによるPronto II techniqueは、より一般的な方法の一つである。

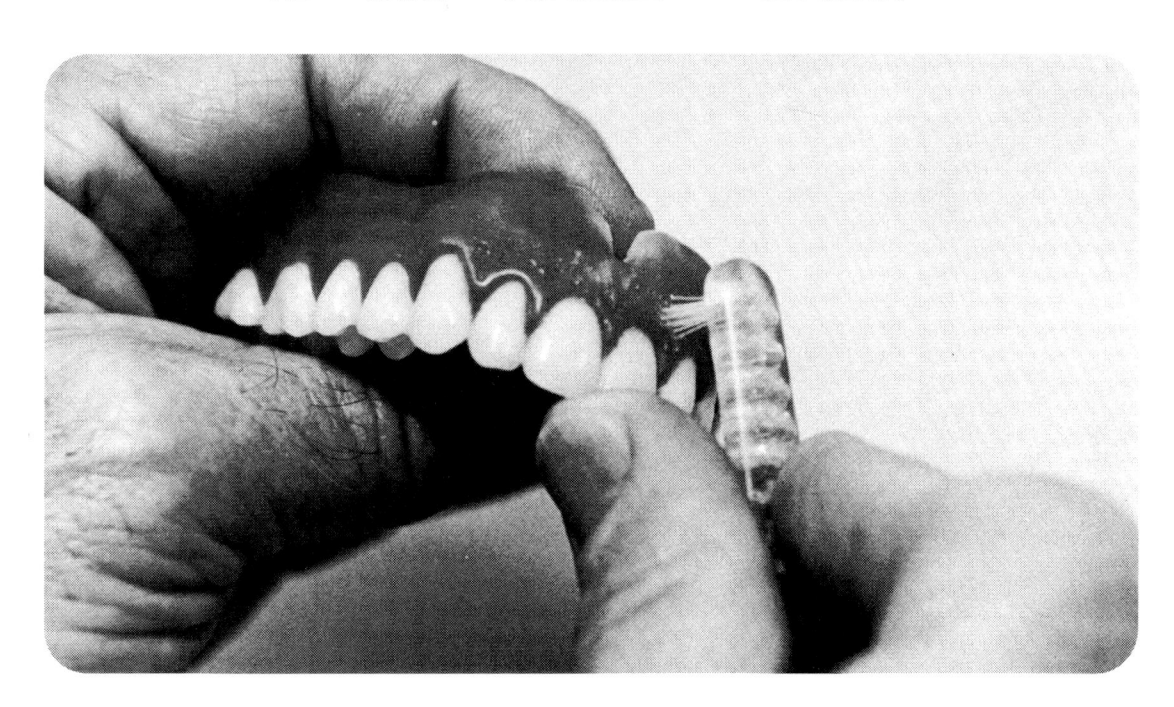

第8段階　咬合器上での最終操作

A. 理　論

　第7段階では、歯科医師の客観的な所見が得られ、そしてリハビリ期間中に培われた、患者の自信が得られた最適な段階で、印象および咬合位が採得された。ここで説明されていることに注意深く従うと、最終（継続）義歯は、診断用義歯を精密に複製した補綴装置となり、その成功は約束されている。

　第8段階は、母模型に石膏を注ぐことから義歯の完成までの、全ての技工操作である。この作業は四つの内容からなる。

1. **咬合器へのマウントと排列**：この作業には模型のマウント、診断用義歯の咬合器へのトランスファー、前歯の審美性改善、均衡のとれた lingualized type の臼歯咬合を作ることなどである。詳細については、技工マニュアルにカラー写真入りで述べられている。

2. **自然感のある義歯の構成要素**：人工歯を排列した後、歯には自然な解剖学的形態を有する義歯床が必要である。この基本的な解剖学的形態をどのようにするか、遊離歯肉やスティップリングなどの付与について詳しく検討する。

3. **義歯の色付け**：さらに義歯の見栄えをよくするために、義歯の外見にふれる部分に、実際の歯肉の色そっくりに色付けをする。

4. **重合と仕上げ**

B. 定　義

1. 咬合のバランス（Occlusal Balance）
　静的および機能的な状態で平衡な状態を保つ咬合。

2. 下顎咬合面の窩のコントロール
　　（Lower Fossa Control）
　窩の深さと斜面は対合する咬頭によって決定される。咬頭の動きは咬合の三つの構成要素によって咬合器上で変化し、チューイングサイクルの範囲内で、切歯誘導板とインサイザルピンを接触させながらの動きにそって、窩の斜面をスライドする。

3. Lauritzen法
　中心位のインデックスを用いて、上顎義歯に対して下顎義歯を咬合器にとりつける操作のことである。親指と人差し指で、下顎義歯においたインデックスを上顎の歯に対してしっかり保持しながら、咬合器の下顎のマウンティングリングプレートに速硬性石膏をのせ、咬合器の下顎部を閉じ、石膏が硬化するまでしっかりと保持する。

4. Hot Wax法
　診断用義歯から陶歯をとりはずす方法である。義歯を溶けたワックス容器の上、もしくはその中におくと、義歯床の部分が柔らかくなるので、人工歯を傷つけることなくたやすく取りはずせる。

C. 材　料

1. Denar、Dentatus、Hanauなど顆頭および切歯路が調節でき、フェイスボウを有する咬合器。
2. マウントする時に上顎模型を安定させるための調節可能な平行板。
3. 咬合器用マウンティングプレート
4. 正確なコンパス
5. 義歯から人工歯をとるためのHigh heat type wax用の平なべ
6. 複製された歯
7. 歯科医の観察および修正ノート
8. Green Band Stones 7～10番（Torit）
9. Hi－Mark咬合紙（Johnson）
10. Red Baseplate Wax（Modern Materials）
11. ワックスカーバー Pound 1番（Eastern Dental）
12. ビーバーテールバーニッシャー
13. 端の一束を除いて全部切り取った硬い歯ブラシ
14. Kayon Tinting Kit（Kay See Dental Mfg. Company）
15. 重合用のフラスコ－ハイドロキャストによる重合が好ましい

D. 臨床手順

この段階では患者に関係する作業はない。

E. 最終技工操作

このマニュアルは歯科医用であるが、歯科医が知っておくべき技工操作についても述べられている。技工操作の詳細については本書姉妹編である技工マニュアルを参照。

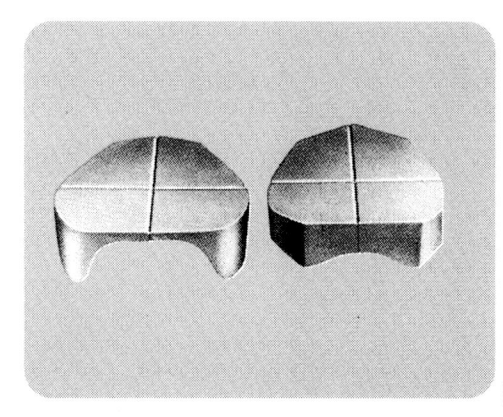

図92

I. マウンティングと排列

注：修正用ワックス、ユーティリティーワックス、Krexペーストのような中心位の記録をとるために用いる材料は、みな比較的こわれ易く、ちょっとした圧力や温度変化でもゆがんでしまう。従って、ボクシング、石膏を注ぐ操作、マウンティングおよび模型のインデックスの印記時の印象面の取り扱いには、細心の注意を払わなくてはならない。

1. ボクシングロープを二重にすることによって、床縁部の印象面を保護することができ、石膏に充分な厚みを持たせることにより、床縁部の強度を高めることができ、模型に明確な刻み目をつけることができる。
2. ワックスの枠を必要な場所まで拡げ、取りつける。これは、より高い強度を有した模型を作るためで、例えば下顎義歯の舌側部や下顎義歯の床縁、および上顎義歯の後方部を支えるために用いられる。
3. ボクシングワックスは、模型が必要以上に大きくなりすぎないように、また模型に適度な厚みを作り出すために、延長したワックスの周囲に巻く。このボクシングワックスは石膏を注いだ時に石膏が漏れないように十分に封鎖する。
4. ウェットウォーター溶液は、石膏を混ぜている間、ボクシングされた印象面に付着していても良い。
5. 脱泡されたS. S White Albastoneは、軟らかいパテ状に準備しておき、ウェットウォーターを印象面から取り除き、残りはエアーシリンジで吹きとばす。石膏は充分に細部にゆきわたるように注意深く振動をかける。

注：下顎の咬合床にスティッキーワックスでつけた中心位の記録が、壊れないように注意を払う。これらの操作の写真は技工マニュアルの6ページに示してある。

6. 石膏が硬化したら、ボクシングワックスを取り、模型を適切にトリミングする。スプリットキャストでマウントするために、模型の基底部に鋭い刻み目をつける（図92）。

フェイスボウによるマウンティング
— この部分は『技工マニュアル』の7〜8ページ

注：中心位は、咬合高径が1〜3mm高い状態で得られている。このことは、挙上された咬合位は咬合器上で低くしなければならないことを意味し、義歯が中心位でマウントされなければ、咬合の不調和を生み出してしまう。フェイスボウによるマウンティングを行うと、頭部に対する上顎骨の前後的な位置と同一な状態で、上顎模型を咬合器に正確に位置づけることができる。それは模型の上下的な位置も咬合器上で正確に再現し、完成した義歯をリマウントする際に価値のあることである。

ステップI：オルビタルポインターが垂直的に正しい位置になるように、フェイスボウを用いて、あらかじめ用意した上顎模型を咬合器にマウントする。

ステップII：正常より4mmインサイザルピンを上げる。

ステップIII：Krexで採得した中心位の記録を用い、そのインデックスに下顎がぴったりおさまるように、上顎臼歯に対して下顎義歯を置く。親指と人差し指で上下顎模型をおさえて咬合器を閉じ、下顎のマウンティングリング上から速硬性の石膏を下顎模型の上にのせる。石膏が硬化するまでしっかり保持する（Lauritzen法）。切歯誘導板はフラットにして、コンダイルが中心位に固定されるよう確かめる。

ステップIV：咬合器を開いてマウントが正確に行われているか再びチェックしてから、Krexによる中心位記録を取りはずす。

ステップV：切歯誘導板から離れるようにインサイザルピンを上げ、歯が咬合するように咬合器を閉じる。

ステップVI：あらかじめ上下顎の義歯に穴をあけておいた2点間の距離を計測する（最終処置参照）。もし、この距離が以前より大きくなっていれば、その測定値が口腔内で最初に測定した咬合高径と同じになるまで、明らかな早期接触部位を調整する（第7段階のステップII参照）。今度は、切歯誘導板と接触するまでインサイザルピンを下げ、測定値を記録する。義歯をつけたまま、咬合器からマウンティングベースとリングを取りはずす。

治療義歯からワックス義歯への歯の移行
—『技工マニュアル』の9〜17ページ

ステップI：上顎模型とマウンティングの基底部に垂直的に6ヵ所刻み目をつける。小臼歯部で2ヵ所、大臼歯部で2ヵ所、側切歯の上に1ヵ所ずつである。下顎模型には側切歯の下方に刻み目をつける。また、上顎のマウンティング基底部の石膏模型全周にわたって水平的に刻み目を入れる。この部分に分離剤を塗り、咬合面に対して唇（頰）側を覆うように、1.4cmの厚さで石膏コアを作製する。石膏が完全に硬化する前に、鋭い刃物で模型に細い溝をつけ、コアが犬歯遠心部分で三つの部分に分離して取りはずせるようにする。石膏が硬化したらコアを取りはずし、模型から義歯をはずす。

注：この時点で治療を進める方法が二つある。①現在の人工歯を義歯からはずしてコアにつける。この時、患者によく適合した予備義歯を渡す。この問題を解決する他の方法は、第7段階に記述してある。②診断用義歯を模型から取りはずし、清掃および研磨を行い、待っている患者に返す。この場合には、コアを用いて複製した歯を安定した義歯床にとりつける。

外見上の改善が必要になった場合には、さらに試適のための予約をとることが望ましい。

ステップⅡ：より簡単な最初の方法を選択した場合、Hot Wax法によってレジン床から歯を分離し、歯をきれいにしてワックスの上にきちんと並べておく。

ステップⅢ：乾いたコアの中で歯を置き換える。切端と咬頭頂付近をスティッキーワックスでコアにつける。これらの歯と歯の間とピンの周りにスティッキーワックスをつける。歯のブロックと一緒にコアを模型に戻す。

ステップⅣ：コアに収まっている歯と模型の間に、または、歯と義歯床の間に温かくて硬いピンク色のset－up waxを圧接する。歯とコアを取り除き、ワックスが冷えて縮まるのを待つ。この新しいワックスが冷えたら、スティッキーワックスを取り除き、歯を冷えたワックスにしっかりと結合させる。そして歯からコアを取りはずし、再度上下顎の義歯を咬合器にのせる。

咬合器上での操作
―『技工マニュアル』の18～19ページ
注：最終操作の診療日の注意事項を先ず参照し、咬合器上での操作は以下に述べる順序で行う。

ステップⅠ：前歯部の審美性に関して歯科医、または患者が気になる部分を修正する。

ステップⅡ：修正した上顎切歯の切端からレトロモラーパッドの中心に向かって線を引き、咬合面を再チェックする。ティッシュコンディショニングの際の咬合高径の変化、あるいは小臼歯と大臼歯を美しく並べようとしてその排列を改善した結果、上顎臼歯部の咬合平面をわずかに変えなければならないことがある。これらの修正した臼歯に接触するようにHard waxを下顎の床に盛る。

ステップⅢ：下顎前歯を挙上や圧下、あるいは前方または後方へと上げたり下げたり、歯科医が指示する修正を行う。元の位置が判らなくならないように、一度に一本の歯しか動かしてはいけない。下顎の歯はほんの少し高くした方が良い。こうすると最終的な"S" positionを決定する際に、わずかに削る幅ができるからである。それは、一旦、歯が固定されると歯を高くすることができないが、望ましいクリアランスを得るために、ほんのわずか削合することができるからである。

ステップⅣ：顆路、ベネット角をそれぞれ30°と15°に設定する。
パントグラフや全調節性咬合器の使用に熟練している歯科医は、初期の治療の段階でさらに正確な記録をとり、顆路の動きをシミュレートすることを好むかもしれない。この方法を応用すると義歯を口腔内に装着する際、咬合調整の量を減らすことができる。本法では、顆路が平均値に設定されているため、咬合の不一致をひき起こすかもしれないが、このマニュアルでは口腔内での調整によって、これらの早期接触をいかに除去するかについて詳しく述べられている。

ステップⅤ：前歯が切端咬合になるように、咬合器を動かして切歯誘導板を調節する。ピンが誘導板に接触するように、切歯誘導板を調節する。誘導板を固定し、模型上で新しい角度を記録する。次に、咬合器を中心位から右および左側方位に動かす際に、インサイザルピンが、誘導板と接触するように側方板を上げる。このように調節することによって、側方歯の咬頭が高くなるのをコントロールでき、犬歯の舌側傾斜面の良好な水平および垂直の被蓋を得ることができる。

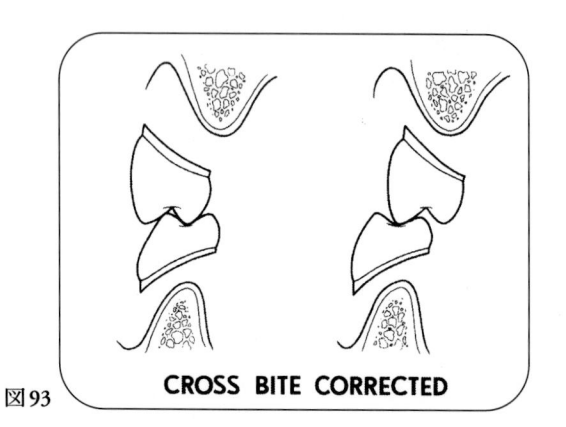

図93 CROSS BITE CORRECTED

図94 POSTERIOR OCCLUSAL SCHEME conventional lingualized

ステップⅥ：前歯部の咬合干渉がないように、注意深く咬合調整を行い、咬合器がどの方向にも動け、同時にインサイザルピンと調整した切歯誘導板の接触が維持されるようにする。咬合器は正確な切歯誘導の記録で調整され、顆路は任意に設定されている。より正確な顆路の記録が必要なら、別の試適の日に行う。試適の前にチェックバイトやパントグラフの記録をとる。これらは、人工歯の排列を変える前に行う。記録をとった後で模型を咬合器に再付着し、顆路を調整し試適を行う。義歯を重合し装着する準備ができるまで、患者に行う治療の必要はない。臼歯の排列が完成し、咬合は三点での調整と調和がとれている。

臼歯の平衡
――『技工マニュアル』の19～22ページ

ステップⅠ：あらかじめ対向する上顎第一大臼歯を排列し、そこに咬合するように下顎第一大臼歯を排列する。下顎犬歯の近心からレトロモラーパッドの舌側面に向かってまっすぐな線を引く（模型に印をつけておく）。この歯の舌側面はこのライン上におくか、わずかに頬側寄りにする（この歯をこのラインより舌側寄りにしてはいけない。第3段階の36ページ図28参照。上顎臼歯はわずかに頬舌的に調整して排列しなければならない）。

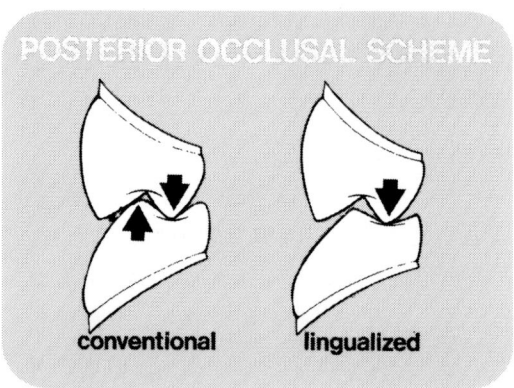

注：時々このステップで、下顎の義歯床縁が上顎に対して頬側寄りにある場合、下顎大臼歯と正しく咬合するように、上顎大臼歯を頬側寄りに排列しなければならないことがある。これはとても無理な排列なので、臼歯部を交叉咬合の関係にする。これは、上顎の解剖学的構造に調和した咬合をもたらすが、上顎の頬側咬頭は機能咬頭として働き、下顎の中央窩に咬合する（図93）。

ステップⅡ：咬頭対窩の接触と偏心位での安定を得るため、高めの咬合（Hyper－occlusion）になるように下顎の臼歯を1～2mm挙上させる。ワックスを冷やして、咬頭が接触する部位を薄い咬合紙でマークする。

ステップⅢ：注意深く下顎の窩を研磨して、上顎の舌側咬頭がよりしっかりとおさまるようにする。ワックスが冷え、インサイザルピンが切歯誘導板に接触する際に、中心咬合位で咬頭が咬合紙をしっかり咬みこんで保持できるようになるまでこの操作をくり返す。

ステップⅣ：咬合器を前方位および側方位に偏心運動させ、窩の斜面に切歯誘導板からインサイザルピンが浮き上がらせるような干渉があるかどうかをチェックする。薄い咬合紙で干渉部位をマークし、削合によりそれらを取り除く。咬合器をあらゆる方向に動かしても適切なクリアランスがとれるように、下顎の頬側咬頭の頬側

内斜面を十分に削合する（図94）。咀嚼には、上顎舌側咬頭で十分である。これはリンガライズドオクルージョンとなり、側方力を十分に取り除き、より安定した結果となる。

ステップV：反対側の下顎第一大臼歯も排列し、上述したのと同じ操作を行う。次に残っている歯を排列するが、その際には、中心位および偏心位での動きと咬合接触を、一回に一歯ずつチェックし修正する。

ステップVI：下顎第二大臼歯は、遠心辺縁隆線がわずかに咬合平面より高くなるように排列し、切歯指導が可能なら前方位での平衡が得られるように削合する。また上顎第二大臼歯が頰を咬まないように、十分な水平被蓋を保つように排列する。

ステップVII：咬頭対窩の咬合接触があることを確かめるために、セロハンの薄いストリップスを使って中心咬合位での接触の緊張度をチェックする。また側方位および前方位のすべての早期接触を除去する。

この段階で義歯は、歯肉形成を行いフラスコに入れ重合する用意ができたことになる。

II. 自然感のある義歯の構成要素

自然にみえる義歯とは、本来の歯の大きさ、形、色および隣接した硬軟組織をできるだけ忠実に復元することによってのみ作りだすことができる。1951年[1]と1954年[2]にDr. Poundにより提唱された「より自然な歯の排列法」は、多くの指導的立場にいる歯科補綴学の先生達に受け入れられ、審美的にも機能的にも患者に利益をもたらした。歯を支えている硬軟組織を自然にみえるように回復する方法は、あまり受け容れられなかった。この方法を模倣していわゆる「個性的な義歯」と称するものを作る歯科医もいたが、それは「作り手の個性」という意味での「個性的な義歯」に過ぎなかった。ほとんどの義歯は平坦で溝のついている光沢のある代物で、とても自然には見えなかった。

こういった義歯が普及していたのは、歯列弓の構造とその機能との関係が十分に解明されていなかったからである。永年もの間、義歯床は本来歯を支えるための土台であり、歯を正しく位置づけるための土台であるという考え方に基づいて作られた。もちろんこのことは、力学的には必要なことであるが、どの義歯も同じように見えるものであった。

フランクL.ライトは、よく「形態と機能は一つである」と述べた。これは何を作るにも基本的な見解であり、人体の様々な部分に関しても真実である。歯列弓も法則の例外ではなく、歯を正しい位置に保つだけでなく、多くの機能を果たすような形態に作る。そして歯列と歯は顔面の組織をサポートし、良い顔貌を生み出し咀嚼を助ける。咀嚼とは咬むこと、食塊を運ぶこと、そして嚥下などであり、歯と歯の間に停滞した食物を除去する必要がある。歯肉の形態には食べ物の自浄作用が必要であり、食べ物を更に細かくする際には、周囲の筋肉組織が食物をコントロールし、食べ物を咬合面上にのせることができるようにする。

すべての人間にとって咀嚼機能が必要なので、すべての歯列弓は同じ基本構造を備えていなければならない。歯肉のあるべき形態について理解すると、歯肉形態を復元する際に、作り手の個性ではなく患者にとって自然な義歯に作られるべきなのである。

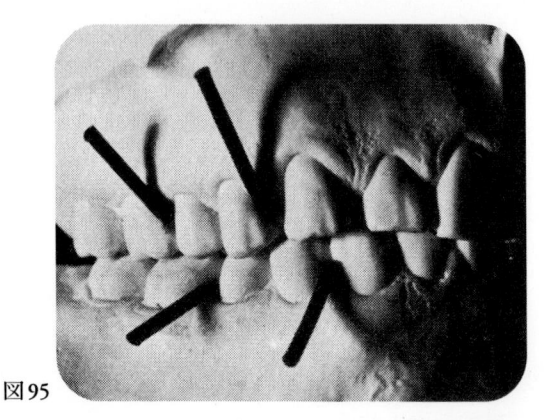

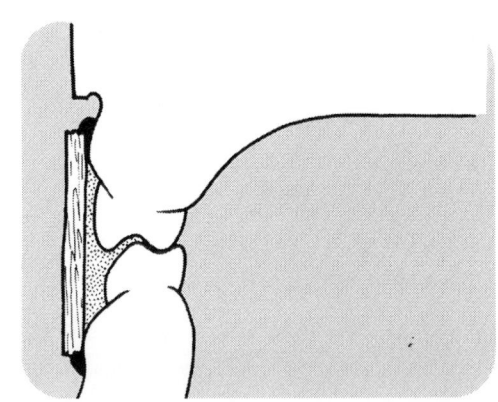

Personalized Denture Procedures

図95

図96

基本的な形態

健康な歯列弓は見て美しいものである。その曲線を有する形態、小帯や遊離歯肉溝、スティップリングのような様々な形態は、すべて機能的で審美的な価値をそなえている。この基本的な解剖学的形態には、三つの顕著な特徴があり、大きさや形状に関わらず、すべての健全な歯列弓に共通する。

1. すべての歯列弓は骨の土台からできており、歯に対して様々な角度で外側に傾いている。大臼歯部ではこの傾斜角度は約45°である。唇面では傾斜が強く、舌面ではよりフラットである。正常で健康な歯槽骨では、大臼歯部に溝や歯根の豊隆などはない（図95）。
2. 歯間部は常にわずかに丸みをおびているか、あるいは凸面状の組織で埋められ、歯間乳頭は鈍いか、もしくは尖っておらず丸みをおびている。これらの組織は支持骨が部分的に吸収していなければ、へこんだり溝ができたりしない。それらの形態は、隣接する組織に移行し食物の自浄作用をもたらし、通常の義歯のような歯と歯の間に食物が停滞してしまう、尖って溝のついた形態とは異なる（図95）。
3. これらの組織とそれらの上下の部分は、何百という大小のFrenchないしHogarth*風の曲線から合成されており、その曲線は歯列弓全体にとても丸みを帯びて、優美なものにしている。歯列弓には平らで光る面はない。

＊英国の風俗画家・銅版画家William Hogarth

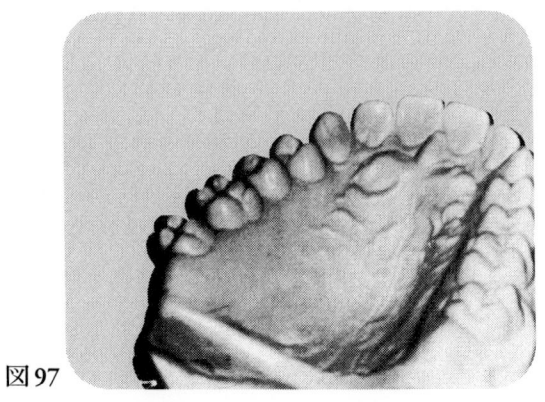

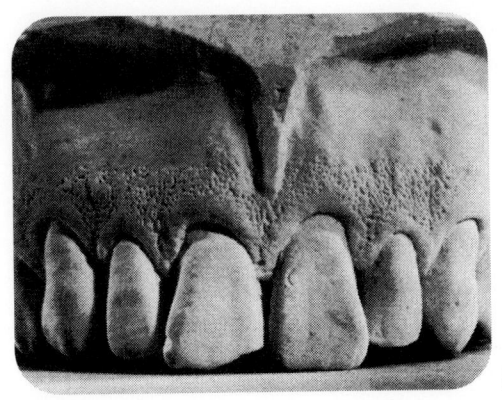

図97

図98

図99

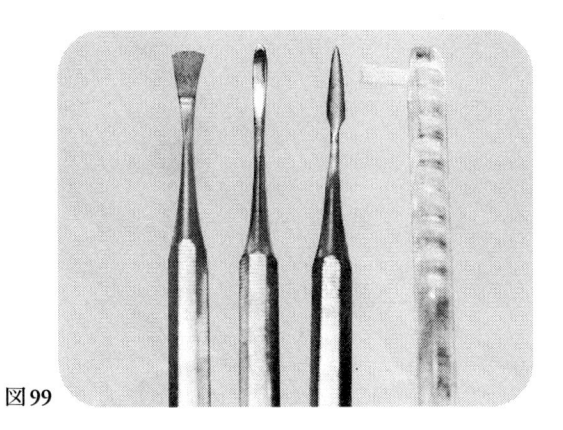

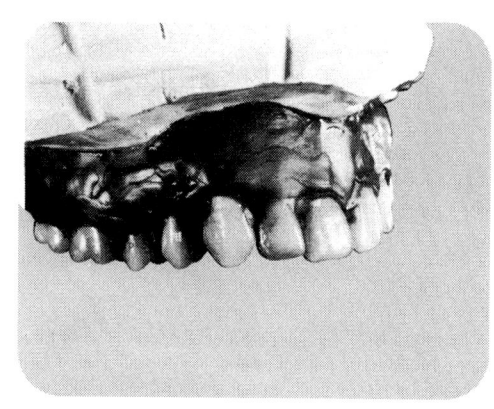

図100

このように組織が美しい曲線をなしているために、自然に食物がうまく流れる形を作りだし、食物を咬合面に楽にのせることができ、食物が周縁部に入り込むのを防ぐ。その結果、自然な咀嚼ができる。

この機能が可能になるのも、上下顎の顎堤の角度が頬側面で異なるために、二つの相対する食物が入るための柵を生み出し、食物は頬筋によって側方的に封じられ、「食物のロビー」となる（図96）。食物が噛み砕かれると頬側と舌側にこぼれ出る。頬側では頬筋にぶつかり、「柵」によって頬の動きの中に入るが、食物を咬合面にすばやく戻すことができる。舌が活動することを除いては、舌側でも同じ動きがおこる。前歯部では、噛み切られた食物は口輪筋によってほとんど同じように動く。

口蓋表面には皺襞があり、それは二つにわかれており、両側にある。それらは二本の中切歯の間の乳頭から大臼歯の前方部に及んでいる。口蓋表面には同様の歯肉があり、自浄作用がある角度のついた形態となっている。口蓋皺襞は子音をすばやく明瞭に発音するのに極めて役立っており、咀嚼に関してもいくぶん助けになっている（図97）。

審美的な形態の詳細

スティップリング、遊離歯肉、歯根の突出感などの形態的な改良は、基本的な機能的解剖に基づいて行うべきである（図98）。唾液が表面に付着すると多くの方向に光を反射し、歯と歯肉の調和を一層高める。スティップリングは、自然に見えるようつけられるが、それは圧縮性のある組織にのみつける。硬くピンと張った組織や柔らかでフレキシブルな組織には無いからである。それらの効果については、後で詳しく述べるが、短時間で簡単に歯肉形成を行うことができる。

ワックスを形成し細部にわたって調整するのに必要な唯一の道具は、Beaver tail burnisherであり、その特殊な彫刻刀は一方がHollenbackの刃で、もう片方は扇状の刃がついている。それと端の一束を除いて全部切り取った硬めの歯ブラシである（図99）。

自然感のある歯肉形成

本当に美しい歯肉形成を行うためには、あまり脆くなく、べとつかない赤いワックス（見やすい）をたっぷりと使って、望ましい形に作り上げていくのが一番早道である（図100）。余分に盛っておくと歯肉と歯間部で歯肉形成をするのが容易にできる。これを行うには45°の角度で刃のついた器具を使うとよい（図101）。適切な歯の長さにす

81

図101

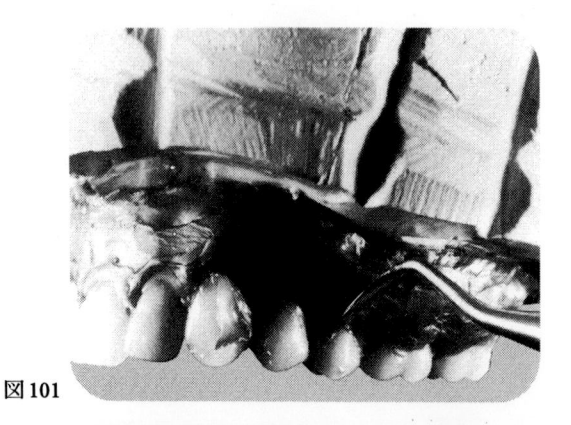

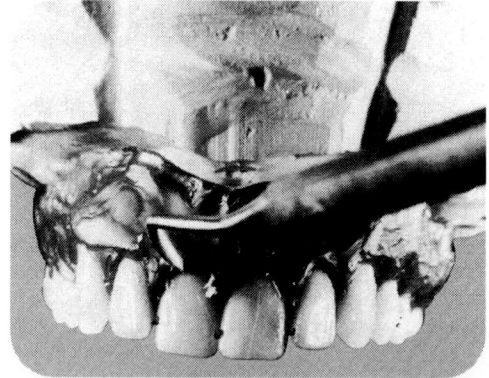

図102

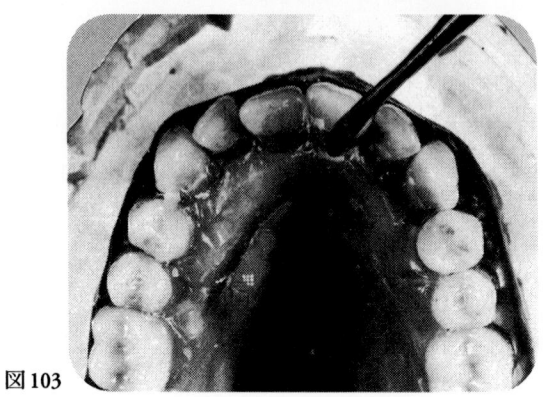

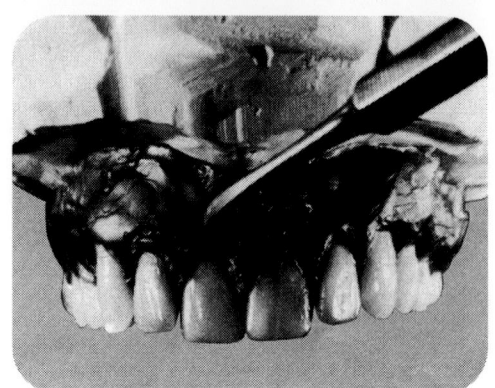

図103

図104

　るように歯頸部の所で歯から歯へと、接触点の真下へ歯の隙間にそって器具を動かしていく。こうすると歯と歯の間で食物が停滞する隙間ができない。歯頸部の形成が完成したら、余分なワックスをとり除くかトーチや指を使って歯槽部に移行させる。前歯部では刃先を使って歯を適切な形にする。歯間部のワックスは取らない（図102）。

　口蓋や下顎の舌側では、まず適切な歯の長さと形をBeaver tail burnisherで仕上げる（図103）。次に口蓋部を扇状の彫刻刀でワックスをより平らな形に作り上げていく。患者の口蓋皺襞部を復元させるには、ワックス義歯上にその図形をかき、固いインレーワックスを用いてBeaver tail burnisherで皺襞の色々な起伏を再現する。歯肉形成の最終段階で形成面に炎をあて、ワックス表面を滑らかにする間中、この硬いワックスで形成した形態を維持する。

　スティップリングと遊離歯肉の復元は同時にできる。基本的なワックスの形態は最初に仕上げなければならない。Beaver tail burnisherの鈍く丸みを帯びた端を使って（図104）、歯頸部から1.5mm離れた所に深さ1.5mmの溝をつける。義歯床縁よりにある余分なワックスはBeaver tail burnisherを使って平らにし、歯槽部に移行させる。こうすると遊離歯肉のある場所に隆起ができる（図105）。次に、スティップリングは用意した硬い歯ブラシの房を使い（図106）、房を約1mm軟らかくしたワックスに押し込んで作る。スティップリングは、硬い組織や軟らかく弾力性のある組織には存在しない。それは歯頸部の上方で遊離歯肉を超えた半圧縮性の組織でのみ見られる。自然感のある歯肉形成の最終ステップは、これらの部位にHanauのトーチを使って軟らかく火焔をあてることである。熱により遊離歯肉は円味を帯び、スティック

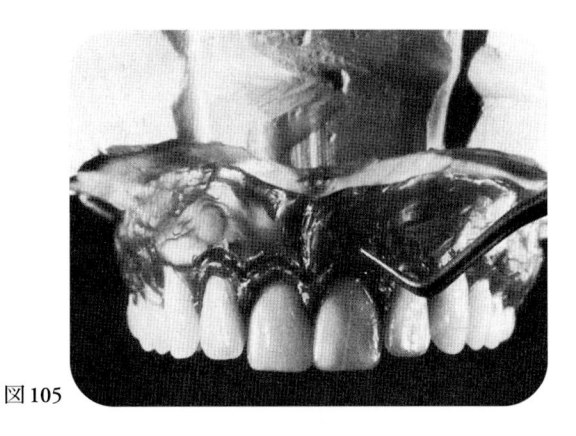

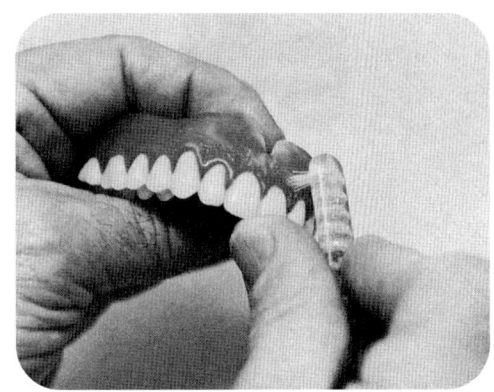

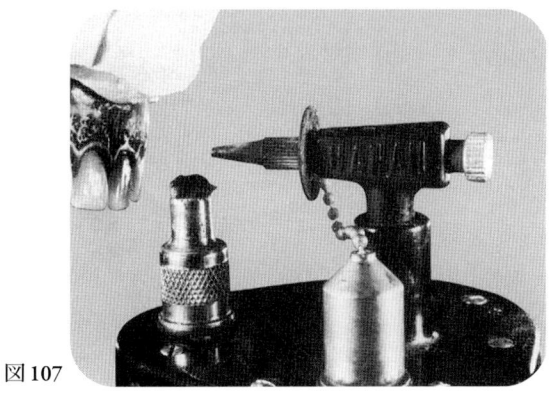

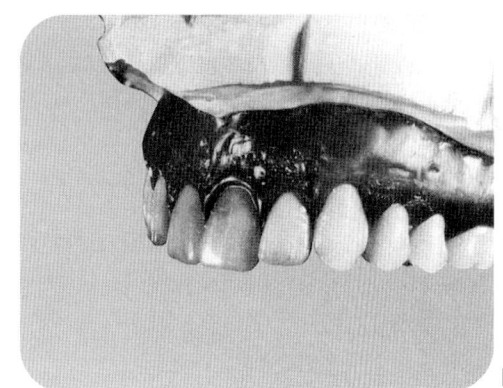

図105
図106
図107
図108

リングの孔がすぼまり、非常に自然感のある状態を作り出す（図107）。この段階で義歯全体に軟らかく火焔をあて、絹布で滑らかにする。歯の歯肉への移行部は、遊離歯肉を作成するために溝を注意深く、かすかにつける（先の尖った彫刻刀を使う）。これでワックス義歯はフラスキングする用意が整ったことになる（図108）。

Ⅲ. 義歯の色付け

　義歯の外見にふれる部分が歯肉の色とそっくりの色をしていれば、見た目が一層満足のいくものになる。

　細心の注意を払い、フラスキング操作を行ってはじめて色付け作業、歯肉形成をした部分の保存がうまくいく。この方法は86ページに"重合処理と仕上げ"の項目"研磨作業を軽減するフラスキング"に述べられている。

　色を混ぜると歯肉の色に似たようにはならないが、それは歯肉の色は一様ではなく、歯肉表面下の色だからである。歯肉の色は、動脈の赤と静脈の青と歯肉の下にある骨によって作り出される輝く部分（黄色味がかっているともいえる）によって構成され、それらはほとんど色のない上皮で覆われている。これらの条件に合わせようとするよりは、むしろ個人個人の全体の色合いを調べ、それから個々の肌の色に調和するように明るい色や中間色や濃い色にする（図109）。

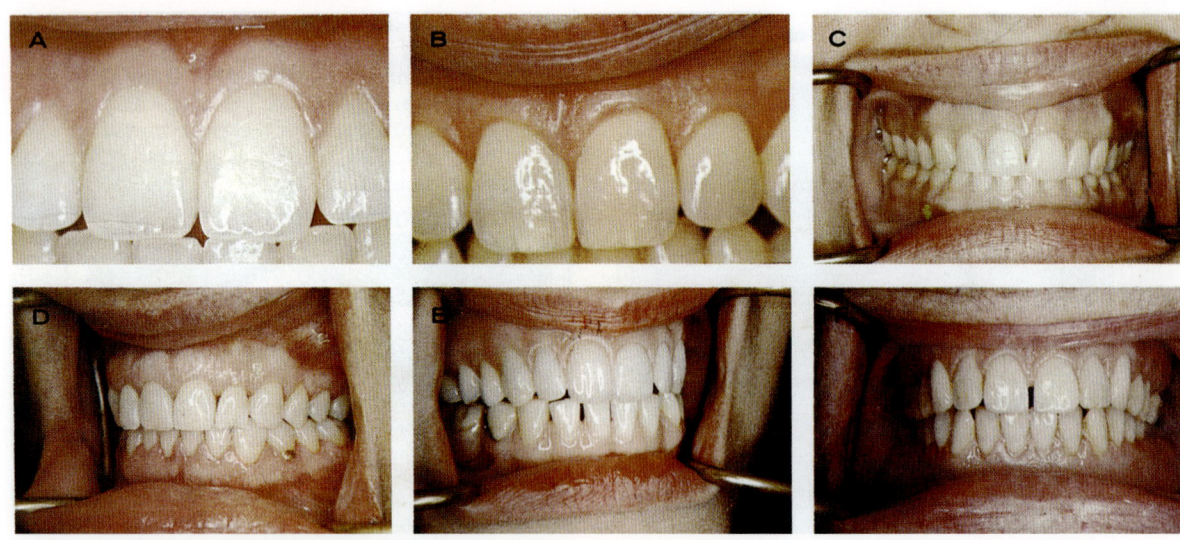

Personalized Denture Procedures

図109
A, B： 患者によって歯と歯肉の色がいかに異なるかを示している。
C, D： 歯列は自然の形と色調を示している。
E： 下顎歯列の歯と歯肉の色を調和させようとして作製した上顎義歯。
F： 形態と色をできるだけ生体に似せて作製した総義歯。

色付け作業

最も満足のいく方法で一般的によく知られているのは、Shift in法である。義歯床部のレジンを填入する前に、それぞれの歯の位置に色をつける。この目的のために使われる材料はディスペンサータイプのびんに入ったキットで、細かく砕かれた様々な色のポリマーが入っている（図110）。

'H'色は最も明るい色で、犬歯の隆起部や歯頸部周囲のような硬くて緊張した組織に用いる。'F'色は他の色の上部とその周囲に用いる。'A'色は最も濃い色で歯間部に用いる。'4'色は周辺の濃い色を薄くするためのもので、'E'色は他の色を濃くするためのものである。モノマーはこのキットを作った会社のものを買い求める。これは27ゲージの針のついた小さいシリンジに入れて使う。この基本的な色は望む色になるよう濃くしたり薄くしたりする。歯間部の'A'色は'H'色を少し混ぜて明るい色にすることができ、また'E'色や'4'色を用いて濃くすることもできる。色分布のシェーマを図111に示す。

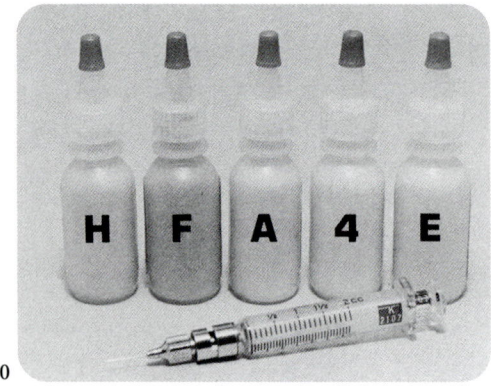

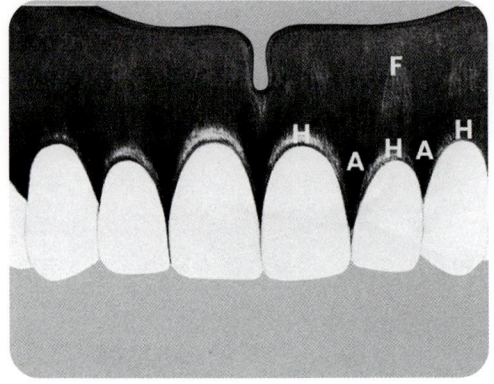

図110

図111

84

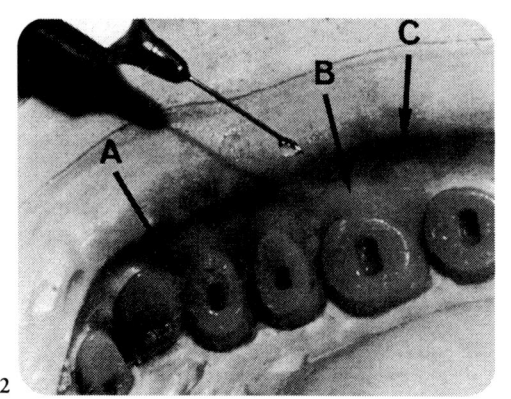

図112

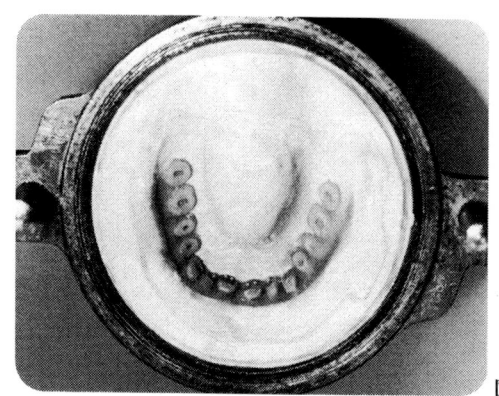

図113

方法

　この方法は、まず図112Aに示されているように歯間部に'A'色をつけ、これに続いて図112Bのように'H'色をおく。これらを混ぜて周囲の'F'色と移行的にして、図112Cのように歯肉縁部を濃い色に仕上げる。普通は3～4歯を一緒に色付けし、よく色が付くようにシリンジからモノマーをゆっくり加える。あふれないように先ずモノマーを最小限使う。もしあふれてしまうと色は混じりあって、色付け操作を台なしにしてしまう。

　全体のフラスコは、それぞれの部位ごとに色付けする。義歯表面に静脈や動脈があるようにするには、赤か青のレイヨンの糸を使う。その糸は細かな繊維に分かれ、ポリマーを用いるまでモノマーで固定することができる。図113に完成したフラスコを示すが、歯肉縁部にまだ糸が見える。

　必要なら口蓋と舌面も色付けをすると、とても本物らしく見せることができる。色付けが完成した後、約10分間隔で何回かモノマーを追加しポリマーが完全にしみこむようにする。この技法で一番難しいのはフラスコの中に着色する点であり、重合するまで結果をみることはできないことである。しかし忍耐を持って練習をすれば、すばらしい結果が得られる。

　パッキング操作は、色付け作業が終わり次第いつでも始められる。レジンを填入し過ぎたり、色付けした部分の位置がずれるので圧をかけ過ぎないよう注意する。フラスキング操作とパッキングが正しく行われていれば、重合操作が終了した時に義歯を型からとり出すと、光り輝いており辺線部のバリを除いて、研磨する必要がない。細部にわたり歯肉形成をした組織は、忠実に再現されなければならない。もし義歯の表面に欠陥があるとすると、それは作業中に清潔さを欠いたり、材料が汚れているか、あるいは扱いが不適当か、あるいはパッキングの際の圧力が強すぎるせいである。

Ⅳ. 重合処理と仕上げ

　重合処理を成功させるには、義歯の歯肉形成が重要である。歯肉形成がきれいで滑らかであるほど結果が良くなる。次に重要なのは、使用する材料の質、埋没時の注意点を遵守すること、フラスコを熱湯につけワックスを取り出した後の清掃、概説した通りにレジンを使用するための適切なフラスコの準備などである。

　直面する最もやっかいな問題の一つは、重合時におけるレジンの7％の収縮をコントロールすることである。これは一般的に認識されておらず、通常は重合収縮に関する配慮はなされていない。レジンのモノマーは固まる時に21％収縮し、ポ

リマーは収縮しない。アメリカ歯科医師会（American Dental Association）の仕様書では、この二つを混ぜる時に、量では粉3に対して液1の割合を勧めている。重さでは2対2である。従って、モノマーは21％収縮するが、ポリマーと混ぜたことにより7％の収縮になる。

　1956年に重合の一方法が導入された（Hydro-cast Processing − Kay See Dental Mfg. Co.）が、それによって重合収縮がコントロールされ、重合収縮はすべて義歯床面におこり、その結果、でき上がった義歯床部の材料は模型にぴったりと適合する。重合収縮がコントロールされる要因は、重合時に模型上のレジンを1cm²あたり、30kgの水圧をかけることにある（図114）。この重合の方法を用いると、このマニュアルで述べられている機能的な印象採得とあいまって、義歯調整の手間を最小限に省いてくれる。

研磨作業を軽減するフラスキング

1. 模型を水に浸しフラスコの下半分を埋没する。ワックスの表面に埋没材がつかないように注意する。

2. 表面活性剤を歯肉形成した面に塗り、余剰な液体を吹き飛ばし、埋没材に石膏か分離剤を用いる。

3. 真空攪拌した白い石膏もしくは"Core Stone"を程よく練ったもので、歯肉と歯全体を0.6cmの厚さで覆い、硬化させる。

4. このフラスキングを水に浸し、分離剤を塗布し余剰な液体を吹き飛ばし、フラスコの埋没を完成させる。

5. ワックスが軟らかくなるまでフラスコを熱湯につける。通常は4分程度である。フラスコを開けワックスを一塊でとり出す。残っているワックスを熱湯で洗い流す。温水に洗剤をまぜ、表面をブラシでみがき脂肪や油をとり除く。フラスコ全体を"きれいな"熱湯で再度洗い流す。

6. フラスコの管がまだ熱いうちに（これは冷たいフラスコでもできるが）、余分な湿気を吹き飛ばし、錫箔の代わりに充分な量の薄いアルジネートを使う。埋没材と歯の周囲にブラシをかける。余剰な部分をブラシでとり、アルジネートに光沢がでるまで3〜4分フラスコを放置する。

7. 前と同じようにもう一回塗って光沢をだす。

8. 次に、歯からアルジネートをとり除くために、3回目のアルジネート材の使用を行い、人工歯全体に徹底的にブラシをかける。フラスコ全体を洗い流すために、すぐぬるいお湯をゆっくりと流す。人工歯からはがれたアルジネート材にブラシをかけて洗い流すことを続ける。埋没材の上のアルジネートには触れない。

9. フラスコが冷えると、使用する色のついたポリマーをパッキングする準備が整った。

10. 最初のパッキングで大切なことは、余分な材料を使わないことと圧力をかけないことである。これは色付けした材料が剥がれたり、アルジネートによるコーティングで保護された部分に欠損を生じさせないためである。

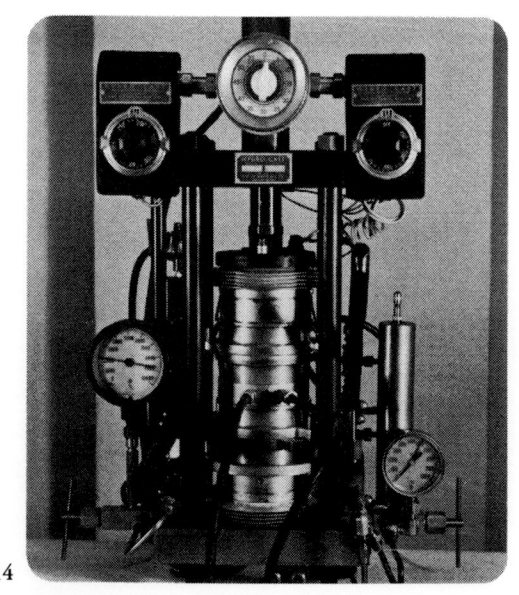

図114

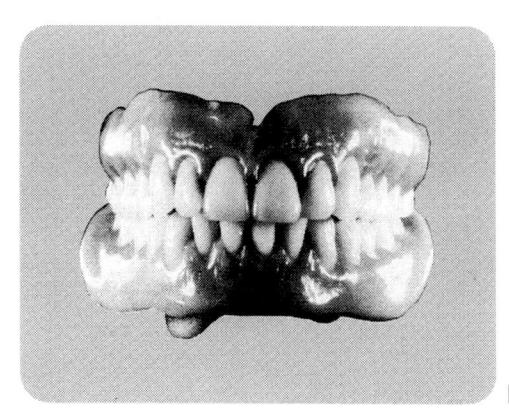

図115

方法

　この重合法を用いても、余分な圧力をかけるのは避けるべきである。もし材料が堅くなったり、レジンの注入時に型の中により多くの材料を填入すると、埋没材と色付けしたレジンをたやすく歪めてしまう。この技法で用いられる1cm^{2}あたり30kgの圧力は、この装置に適用される最大圧力である。また、この材料はもっと多くのモノマーと混合することができ、操作時間が長くなり、収縮に関しては心配がない。

　フラスコから義歯と一緒に模型を取り出し、咬合器にリマウントし咬合をチェックし、インサイザルピンが切歯誘導板に接触していることを確認する。すべての機能咬頭が、咬合器上のチューイングサイクルの範囲内で、中心咬合位または偏心位で適切に機能しているかどうかを確認する（『技工マニュアル』の21〜22ページ）。

　義歯の研磨は、義歯床縁にある重合バリを除いてほとんど必要がない。模型から外した義歯には自然な光沢があるはずである（図115）。

参考文献
1. Pound, E: Esthetic Dentures and Their Phonetic Values. *J. Pros. Dent.*, **1** : 98-11, 1951.
2. Pound, E: Lost-Fine Arts in the Fallacy of the Ridges, *J. Pros. Dent.*, **4** : 6, 1954.

第9段階　義歯装着

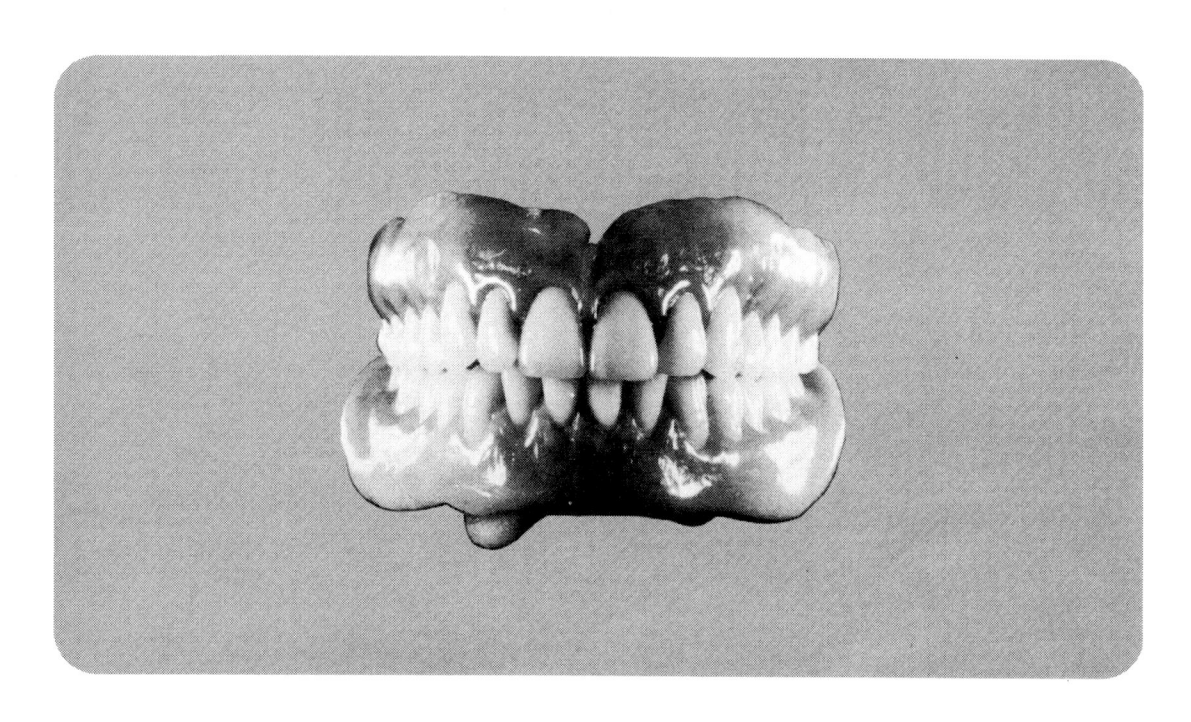

A. 理　　論

　人工歯の排列と咬合のバランス、重合と義歯のリマウントなどに最大限の注意を払ったのにもかかわらず、また咬合器上で正しい咬合が得られていても、実際に義歯を口腔内に装着すると咬合が必ずしも正しくはなく、さまざまな圧や動きが生じる。咬合器は人間の顎のようには動かない。従来の技法で作成した義歯を咬合調整せずに装着すると、咬合の不調和のために、しばしば粘膜に傷をつくる。従って、義歯の咬合は、義歯の装着時に調整すべきである。そうすれば回復したばかりの組織の悪化を避けることができる。最終（継続）義歯を装着する前に患者に言っておくべきことがある。それは、今までなじんできた治療義歯と、最終（継続）義歯とは装着感や噛み具合が違うということである。これは違っていて当然であり、最終的にはきちんと噛めるようになるので心配しないように、ということを患者にきちんと説明する。また患者には義歯を長持ちさせるために必要な手入れの仕方を教える。

B. 定　義

1. 装着（Placement）
　チューイングサイクルの範囲内での機能や偏心運動時の組織の様々な弾力に対して、咬合器上で再現された正しい咬合に適合させる一連のステップに対して使われる言葉。

2. 咬合器上での咬合（Articulator Occlusion）
　歯科医によって咬合器上で作られた精密かつバランスのとれた咬合。

3. 口腔内での咬合（Oral Occlusion）
　咬合器上での咬合を口腔内での機能と様々な組織の偏位に合うように再調整すること。

C. 材　料

1. ＃2コットンロール
2. 義歯調整用クリーム（Surgident）
3. 義歯床調整用カーバイトバー（Melite 52C）
4. 咬合調整用ワックス（Miner）
5. Koh－in All鉛筆かワックス付きの鉛筆
6. Water bath（Hanau）
7. Green band stone ＃7～10
8. 新鮮なものか缶詰の種無し葡萄、桃、杏もしくは小さい種無しオリーブ

D. 装着時の治療

ステップI：ここで患者に診断用義歯と新しい義歯の違いを再度教える。
1. 下顎臼歯部に陶歯が入っていて噛むと音がするが、それは上下の歯がかみ合った時だけである。
2. 義歯の粘膜面にざらざらした感じがあるが、これは最終工程時および保持のためにティッシュコンディショナーの粉末をふりかけたもので、組織に為害作用はない。
3. 診断用義歯で使ったような柔らかい裏打ちはもうない。この時点で組織はティッシュコンディショナーなしで普通の圧力に耐えられるような状態でなければならない。患者は自分の粘膜がどれくらいの圧力まで耐えられるかを知る。

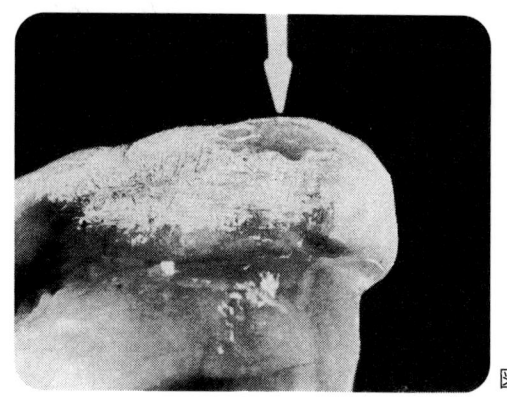

図116

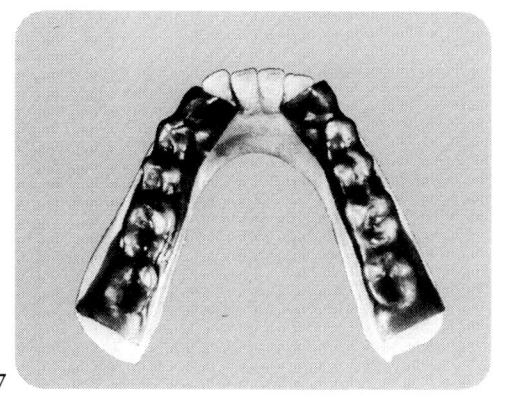

図117

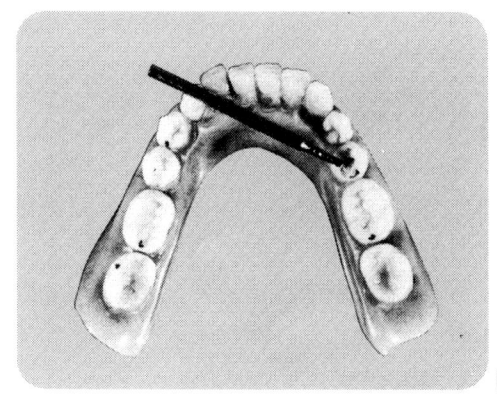

図118

ステップⅡ：義歯の装着

　診断用義歯には床縁にアンダーカットがあったとしても、床縁は弾力のある材料だったので装着には支障はなかった。新しい義歯は、床縁が堅い材料で作られているので痛みを感じるかも知れない。このような場合には、床縁に義歯調整用クリームを用いる。こうすれば義歯を入れる前に、リリーフすべき部位だけに正確に印がつく（図116）。患者に義歯を入れる時の不快感が完全になくなるまで、これらの部位を削除する。これは上顎もしくは下顎の義歯の咬合圧がかかる部位に用いる。

ステップⅢ：両側の第一大臼歯と第二小臼歯の間にコットンロールをおき、3分間患者に噛ませたままにしておく。

ステップⅣ：ぬれた下顎臼歯の上にMiner社の咬合調整用ワックスをおき、それをHanau社のウォーターバスで少し温めて口腔内に入れ、教えられたように奥歯で軽く咬み、それから軽く咬みこむように指示する。10ヵ所の咬頭全部が接していれば、患者は強く咬み過ぎたことになり、意味がない。1ないしそれ以上の咬頭だけが陶歯と咬合するまでこの操作をくり返す。ワックスの最も穴が開いている所にワックス鉛筆でマークする。そしてワックスを取り除き、均一に削る（図117〜118）。

ステップⅤ：10ヵ所の咬頭全部が軽く咬んだ時、中心咬合位で均一に接触するまでこの操作をくり返す。こうすると非常に安定した最大嵌合が生まれるが、機能的な早期接触があることもある。

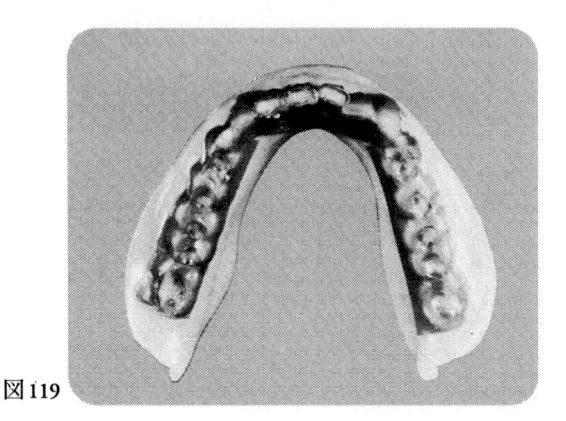

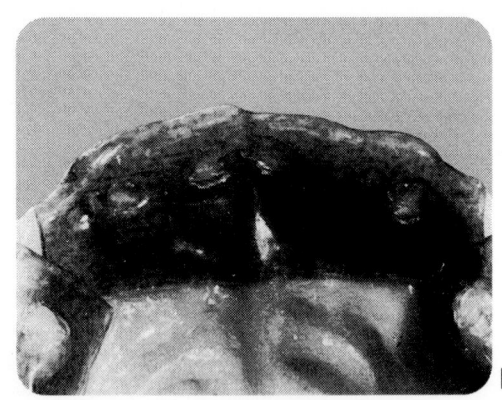

Personalized Denture Procedures

図119

図120

ステップⅥ：下顎の歯全部とレトロモラーパッドをワックスで覆い、患者に6粒の葡萄またはそれに類するものを十分に咬ませる。こうすることによって以下の四項目の内一つないしはそれ以上のことが判る（図119）。

1. 10ヵ所の上顎舌側咬頭は本来あるべき機能をする。上顎舌側咬頭に対応する窩のワックスに圧痕がつく（図119）。
2. 許容量以上に下顎のサイドシフトがある場合、下顎のいくつかの頬側咬頭の外斜面および多分下顎舌側咬頭の舌側内斜面のワックスに圧痕がつく。これらの早期接触部位を取り除く。
3. チューイングサイクルの中で前方へのシフトが生じるが、これは下顎前歯の切端上のワックスについた圧痕によって明らかとなる（図119）。これらの歯はチューイングサイクルの範囲内で接触してはならない。この場合は歯を削ってはいけない。こうすると上下切歯間にすき間があいてしまい、良好な"S" positionが得られない。この運動についてと、これをいかに修正するかについての説明はステップⅦの終りにある。
4. レトロモラーパッドにおけるワックスの圧痕が明らかな場合、上下顎の義歯をはずして咬合させ、接触している場所を確かめる。

上顎でも下顎でも床の厚みが厚い方のレジンを削る。

ステップⅦ：下顎前歯部のワックスの圧痕を補正するには（それはあってはならない状況ではあるが）、上顎臼歯全部と上顎前歯の舌側および切端前面にワックスをおく。そして患者に以前行ったように咀嚼させる。するといくつかのことが明らかとなる。

1. 上顎舌側咬頭が下顎臼歯の中央窩に対して効率よく働いていることが明らかとなる。それらの咬頭頂の部分のワックスに圧痕がつく。
2. 上顎頬側咬頭の舌側でもワックスに圧痕がつく。これは下顎の頬側咬頭が十分に削合されていないことを示す。審美性を優先して上顎または下顎の早期接触している咬頭を削る。
3. 上顎前歯の舌側面でワックスの圧痕がある場合には意味がある（図120）。これらの部位は咬合接触がないようにするべきで、更にチェックを行い、適切なクリアランスが十分得られるまでこの操作をくり返す。これは最近判ったことだが、クリアランスは下顎の前方へのシフトによって作り出される。

前方へのシフト

このいわゆる下顎の前方へのシフトは、これまではっきりと認識されていなかった下顎運動の一つの形である。それは下顎の限界運動の記録や、咀嚼中にその存在を観察する以外には確かめることはできない。これが1964年頃我々の目にとまったのは、診断用義歯を使って義歯の安定性の問題を解決しようとしていた時であった。

この運動についての信頼のおける研究はなされていないが、義歯で咀嚼した時の閉口路が健常者のものとは異なっていることが明らかとなっている。チューイングストロークの終末位の少し前に、明らかに下顎はわずかに前方に動く（図121）。これはカムシャフトのような明確な動きで、上顎前歯に当たって、よく適合している上顎の義歯を動かしてしまうのである。

この動きが著しい場合に全くあたらないようにする唯一の方法は、上顎の義歯から関連する2～4本の前歯をはずし、切端を同じ位置に保ちながら、歯頸部が切端よりも唇側に位置するように排列する（図122）。これらの患者は、元々あった歯列がこのような排列になっていたということが推察される。

ステップⅧ：このような修正を全部やってから患者を帰す。安定した中心咬合位が得られているかどうか、約10日間おきに何度かチェックする。もし顎関節に何らかの変化がおきていれば、ステップⅣとⅤで解説したように、咬合を再評価すると判明する。もしこのような変化が実際におこっていれば、それらの安定がはっきりするまで一定間隔でチェックを続ける。また、義歯の手入れと年一回咬合のチェックを行うことを患者に伝える。

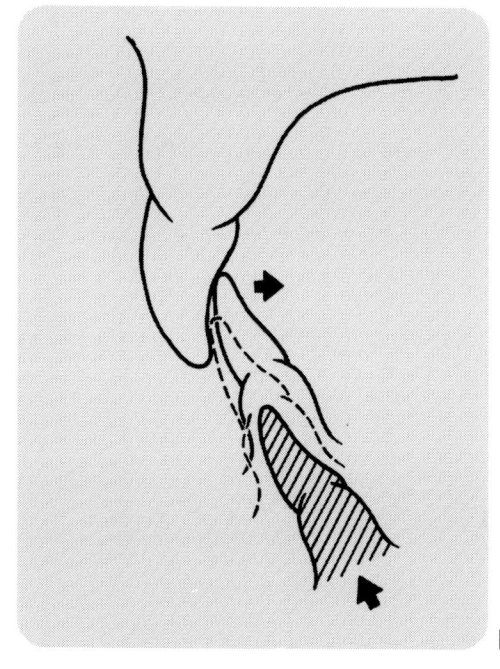

図121

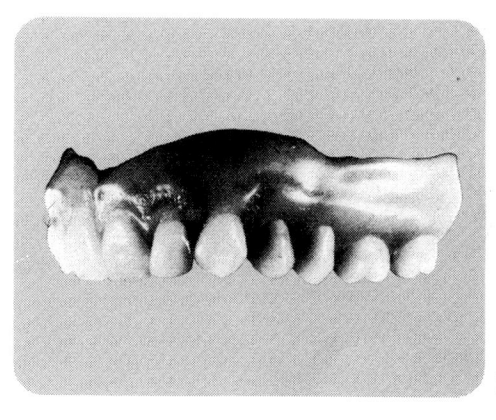

図122

最大嵌合位でしっかり咬んでいる時での安定した義歯の咬合は、この段階で述べた口腔内での方法を用いると、最も良く完成させることができる。このような閉口時にはっきりした動きを示す義歯は、リマウント法によるのが最も良い。多くの方法が提唱されているが、中心咬合位で咬合器に正しい位置にリマウントした義歯上で調整を行うとよい。この方法で義歯の安定は回復され、前述のように口腔内で仕上げをする。

パントグラフ法

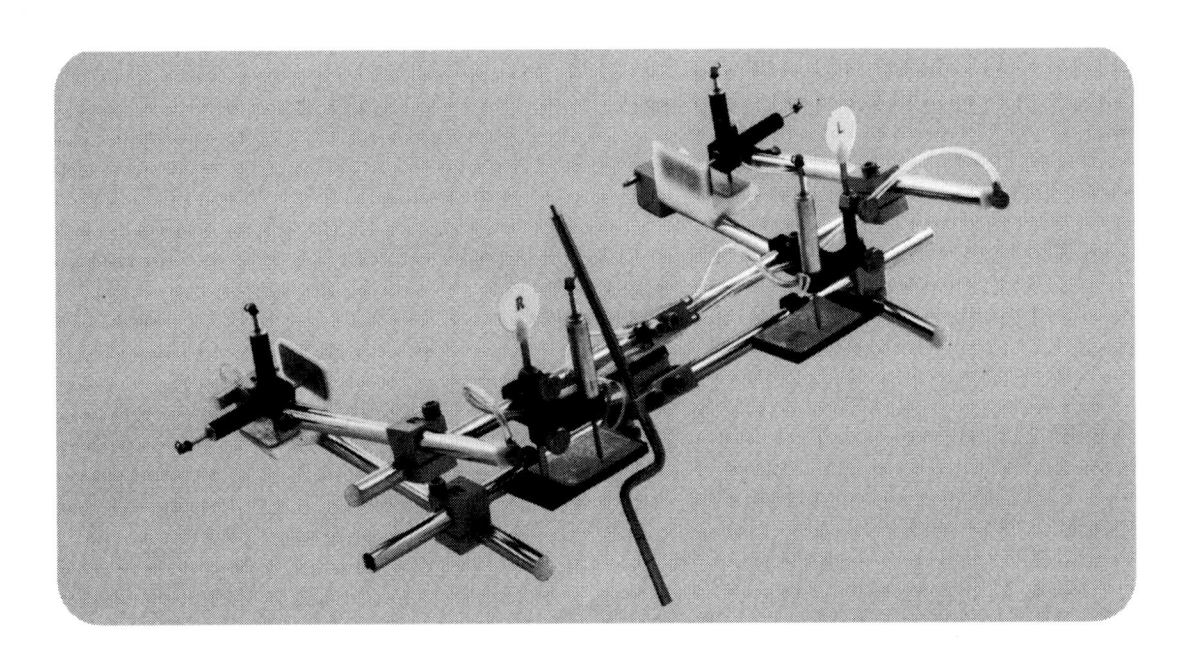

A. 理　論

　このマニュアルの前章で義歯製作に関する三つの方法を示した。
　①3回で完成する従来の技法
　②従来の技法を応用し、現在の義歯を改良する方法
　③診断用義歯とティッシュコンディショナーを使用し、段階的に義歯を改良しながら作成する新しい技法

　従来の技法の印象は通常の方法で採る。新しい技法では、診断用義歯の印象は簡単なアルジネート印象をとり、この診断用義歯に患者が満足したら、第7段階で説明したように精密印象を採得する。

　しかし、咬合高径と中心咬合位を決定するのに際して、通常の方法とこのマニュアルで示してある方法の間には大きな違いがある。上記の三つの方法では、床が安定したら直ちに上下顎前歯を口腔内で排列する。そうすると1回の治療で患者の80％は、切歯誘導、咬合高径、中心咬合位と患者本来の咬合関係が決定される。その後どの方法を使っても総義歯を完成させることができる。

　概説したように3種類の義歯の咬合は、治療義歯を使用して決められる。より良い義歯の安定と咀嚼能力を得るために、ナソロジカルな咬合よりはむしろリンガライズド・オクルージョン（図30）が用いられ、最終的な咬合修正は、義歯装着の日に患者の口腔内で行う。

　どの方法で義歯を製作するにしても、最も良い義歯を作製するには、パントグラフと全調節性咬合器を使用することである。Dr.Niles Guichetと Denar社は、患者の顆頭の運動路を正確に記録・再現できる機器を開発した。この咬合器を使って義歯を作製すると、義歯装着の際、口腔内での咬合調整は最小限ですむ。

　この装置は使用法が簡単で、さらに'Two

Personalized Denture Procedures

instrument system'を用いると、歯科医にとって咬合器のコストを低く抑えられるという利点がある。このシステムでは偏心位における咬合を構築するのに、全調節性咬合器を用いる。Centric Relatorは最大咬頭嵌合位における咬合を構築するのに用いる。Field Inspection Gaugeは、咬合器とCentric Relatorが同種の咬合器間なら模型の互換性があるかどうかを確認するのに用いる（図125）。このシステムを使用すると、全調節性咬合器が有する利点の他に、非常に正確な咬合を得られるという利点をもたらす。しかも、歯科医にとって義歯作製中に咬合器は一台あればよく、マウントした模型だけを技工室に送ればよい。

咬合の再構成にパントグラフを使用するには、パントグラフと全調節性咬合器の使用方法に精通していなければならない。このマニュアルではパントグラフの概要について述べているにすぎないので、詳細は、Denar社刊、Guichet著の「咬合治療の手順」を参照。

B. 定　義

パントグラフ（Pantograph）：顆頭の運動路を描記する診断機器。

全調節性咬合器（Full adjustable articulator）：パントグラフもしくは同様の顎運動記録装置によって記録された全ての顆頭の運動を再現できる咬合器。

Centric Relator：堅固で精密な非調節性の蝶番運動をする装置で、マウント模型を同様な咬合器にトランスファーできる。

Field Inspection Gauge：Denarの咬合器とCentric Relatorの正確度を測るのに用いる光学式検査装置。

クラッチ（Clutches）：天然歯もしくは無歯顎にパントグラフを取り付けるのに用いる固定器具。

C. 材　料

Denar D5AF咬合器
Centric Relator（Denar）
Field Inspection Gauge（Denar）
パントグラフ（Denar）
Clutch Former（Denar）

Fastray（Bosworth）
Aluwax
Periphery Wax（Surgident）
Base Plate Wax, Hard（Caulk Hi－Heat #158）
スティッキーワックス（Kerr）

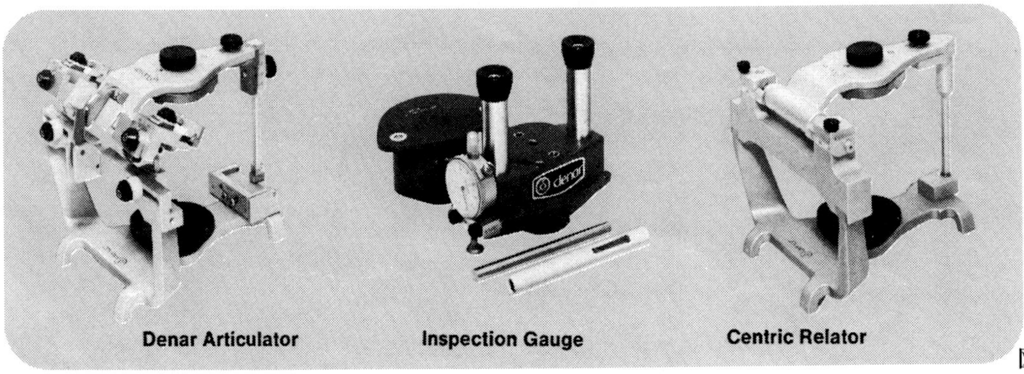

図125

図126

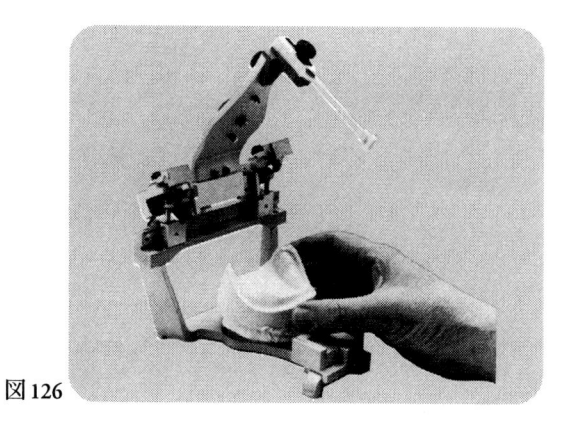

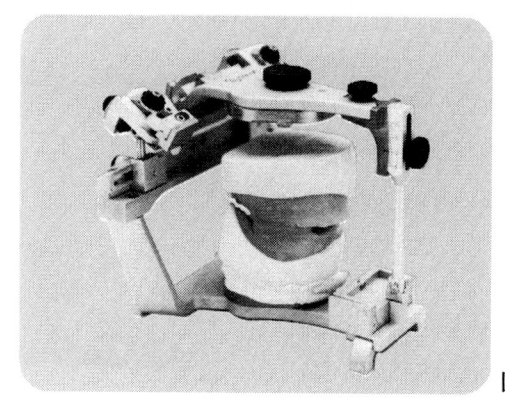

図127

D＆E　臨床および技工操作

従来の技法

　義歯製作の従来の技法では、初診日に通常の方法で印象採得を行い、人工歯を選択する。2回目の診療日には、模型、安定した床、クラッチを作るためのもう一組の基礎床および上下顎の前歯を用意する。
　歯科医は代替用の咬合床を用いて仮の中心位を採得し、同時に助手が下顎の模型を咬合器の任意の位置にマウントする（図126）。次に助手がこの中心位の記録を用いて、咬合器のマウンティングプレートに上顎模型を取りつける（図127）。上下顎間のスペースに、モデリングコンパウンドを用いて無歯顎用のクラッチフォーマーを取りつける（図128）。常温重合レジンを使って上顎のクラッチを上顎の基礎床にしっかりと固定する。レジンが硬化したらモデリングコンパウンドを取り除き、下顎の基礎床にクラッチをしっかりと固定する（図129）。クラッチを模型から取りはずし、二本のねじをはずして上下顎のクラッチをクラッチフォーマーから取りはずす（図130）。

　歯科医はクラッチを作製する際、上顎前歯を審美性に優れ発音しやすいような位置に排列する（図16）。クラッチの準備ができたら、助手にパントグラフ一式を用意させ、患者の前歯の位置付け作業を一時中断し、パントグラフを用いて患者の顆路を記録する。
　パントグラフを組み立てる前に、以下に示す方法で患者の水平基準線を位置づける；Denar Reference plane Locator を下唇線に合わせ、図131

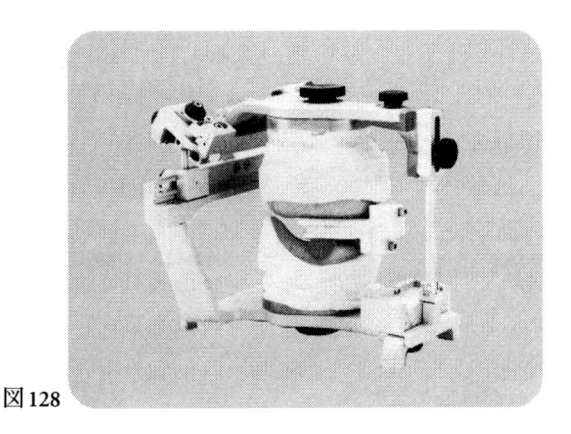

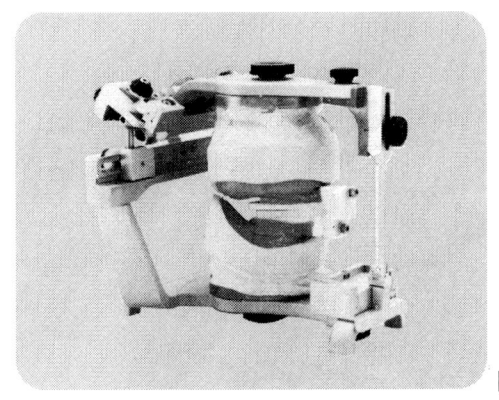

図128

図129

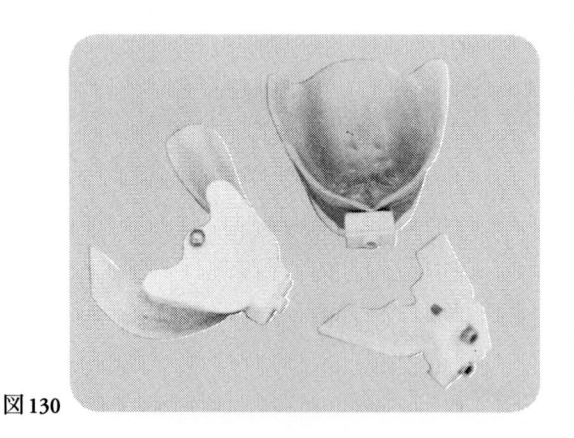

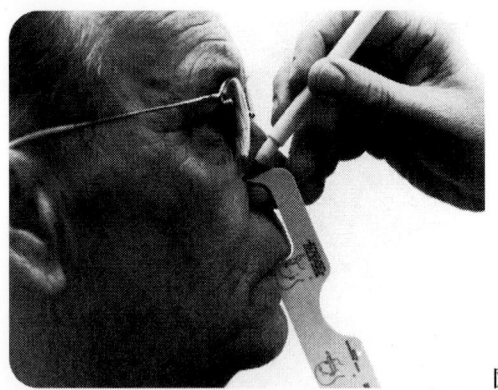

Personalized Denture Procedures

図130

図131

に示すように右側の内眼角直下の皮膚に前方基準点をマークする。

　患者の顔の両側の後方基準点を決めるには、図132に示すように外耳道の上縁中央部から外眼角に向けて Denar Reference plane Locator を前向きにあてる。Denar Reference plane Locator についている穴を通して後方基準点をマークする。図133に示すように、顔面の右側に基準平面をマークする。

　（注：下顎模型を咬合器に移行する際に、咬合高径に基づいて移動するか、咬合高径を咬合器上で変えられない場合には、後方基準点は平均値で位置づける。もし、下顎模型を咬合器上で咬合高径を高くして移行した場合には、後方基準点は精密な hinge axis location 法で決めなければならない。もし、この方法を応用できない場合には、口腔内で咬合調整を行う必要がある。）

位置が不変の内眼角に対する前方基準点の関係を測定し記録しておくと、どの治療日でも前方基準点を正確に位置づけることができる（図133）。

　クラッチを患者の口腔内に入れ、下顎をあらゆる方向に動かしてもらう。下顎がどの位置でもクラッチや床に当たらないことを確認する。下顎の床がレトロモラーパッドで干渉しないように、この部位を充分に切り取っておくことが望ましい。床を安定させるために義歯用安定材を使ってもよい。咬合を再構成する咬合高径でのパントグラフの記録は必要ないので、クラッチ間の干渉がある場合には、センターベアリングスクリューを挙上してもよい。

　あらかじめクラッチを装着した状態で、あらゆる方向に指示通りに口をゆっくり動かし、顎運動の訓練をさせておく。この訓練を行う際は、実際にパントグラフによる記録をとる時と同じ説明、および同じ方法で説明することが大切である。こ

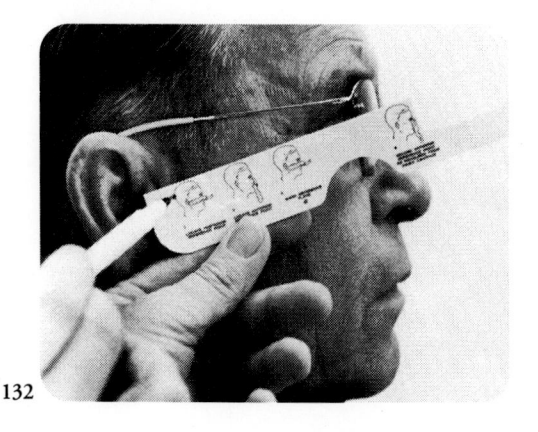

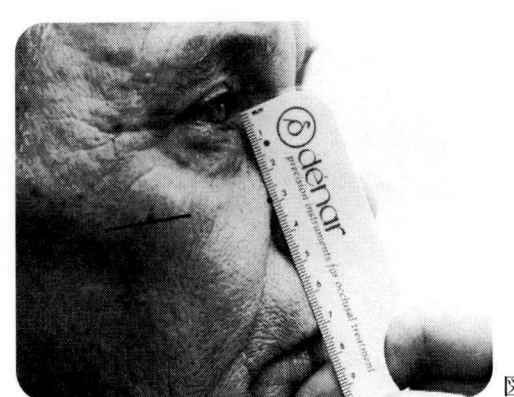

図132

図133

図134

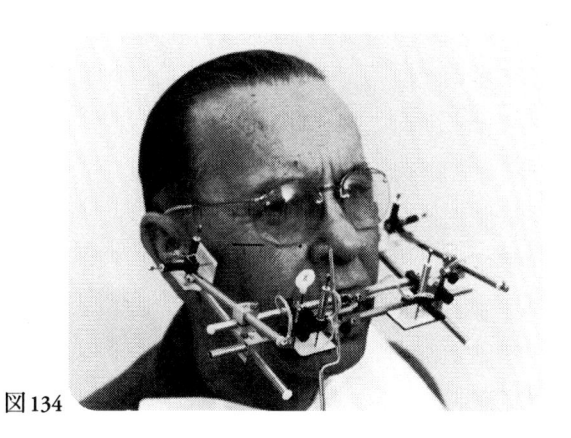

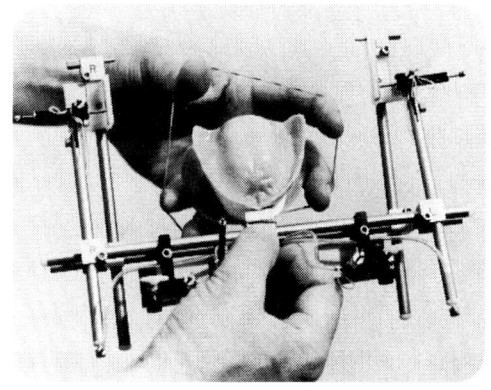

図135

の訓練が充分にできたら、パントグラフを組み立て、Denar操作マニュアルで説明したように、従来の方法でパントグラフの記録をとる（図134）。パントグラフを患者から取りはずし、パントグラフのフェイスボウをクラッチの前方延長部にゴムでしっかりと固定する（図135）。

パントグラフの下顎用マウンティングフィクスチャーを咬合器につけ、パントグラフをDenar操作マニュアルに詳述されているような方法で咬合器に移行させる。マウンティングフィクスチャーの鞍部を挙上し、下顎のクラッチに接触させる（図136）。下顎のクラッチを常温レジンでマウンティングフィクスチャーに固定する。下顎の模型はクラッチを用いて咬合器に移行することができないので、クラッチの歯槽堤部にレジンを入れる。そうすると、正しい咬合高径で採得した中心位の

記録によって、下顎模型を咬合器に移行することができる。クラッチを構成し咬合器の任意の場所にマウントしてあった上顎模型を、マウンティングに用いた石膏から切りはなす。この模型を上顎クラッチに載せ、咬合器のインサイザルピンの目盛を0にセットして、上顎をマウンティングプレートにつける（図137）。

Denar操作マニュアルで説明した方法で、パントグラフの記録と同じになるよう顆路を調整する。顆路の調整が終わり、上顎模型を咬合器につけると、残された工程は装置を完成することである。①正しい咬合高径で採得した中心位の記録によって下顎模型をマウントする。②口腔内の記録に基づき、前歯の水平および垂直被蓋を切歯誘導板により調整する。

実際の臨床でこれに続く治療は、歯科医が前歯を排列し正しい咬合高径でVerti－centricを採得

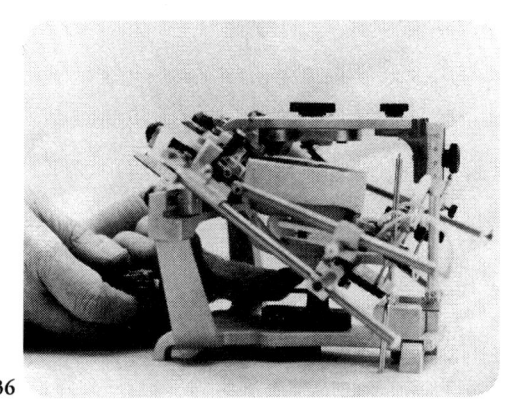

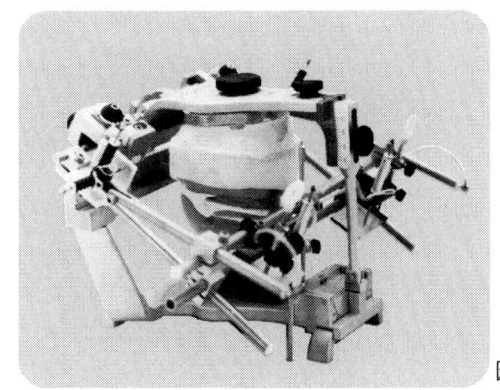

図136

図137

している間、歯科助手はパントグラフと上顎模型を咬合器に移行させる。

このマニュアルの第3段階のステップⅠ～Ⅱで述べたように、外見がよく発音がきちんとできるように、上顎6前歯と下顎切歯を排列し、Verti-centricの記録を採る（図15）。切歯誘導の後方のストップは、前歯を排列した時に位置づけたが、それを中心位と咬合高径の調整に利用する。第3段階のステップⅢで述べたように、ソフトワックスを用いた咬合器への移行のための位置づけは、顆頭が後退位になるように調整する。

組織が変位した位置で採得したソフトワックスの記録を冷水で冷やす。ワックスが冷えたら下顎模型の上におき、咬合器もしくはCentric Relator上に上顎模型を位置づける。

咬合器をパントグラフの記録と顆路の記録に基づいて調整を行った後、パントグラフ、クラッチおよびマウンティングフィクスチャーを咬合器から取りはずす。次の作業は咬合器もしくはCentric Relator上に上顎模型を位置づけることである。

下顎模型を咬合器にマウントし、義歯を完成させるために咬合器を技工室に送る。もしTwo-instrument-system（Centric Relatorと調節性咬合器）を用いる場合、マウントした模型とマウント用の器具だけを技工室に送る。

後者の場合、マウントした上顎模型を咬合器からはずしCentric Relatorに移し、中心位の記録を用いて下顎模型をCentric Relatorにマウントする。模型とマウント用の器具だけを技工室に送り、技工所の咬合器で製作工程に入る。

この段階で、前歯排列で患者の満足が得られていれば、従来の技法では3回の来院で義歯が完成する。しかし、審美的な改善のためには、さらにもう一回試適のための予約をとった方が良い。このためには軟らかいソフトワックスをハードワックスに置き換え、上顎の臼歯を本マニュアルのガイドラインにそって排列する（図28～29）。そして下顎前歯を排列し、"S" positionにきちんと合わせる。この排列は口腔内で行い、審美的な改善と"S" positionの調整を注意深く行う。

技工室の作業としてはDenar操作マニュアルで説明したように、通常の方法で切歯誘導板を前歯の水平および垂直被蓋に合うように調整する。残りの歯を咬合器の動きに調和するように排列する。ワックスが固まったら義歯を模型に戻し、既にマウントされた上顎義歯のインデックスを採る。そしてインサイザルピンを0度に合わせ、咬合器に上顎模型と下顎模型をマウントする。重合後、3回もしくは4回（外見をよくするための1回分の試適を含む）の従来の技法で義歯を咬合器にマウントし、咬合器上で咬合を再確認する。

Centric relating deviceを応用するTwo-instrument-systemを用いると、Centric-Relatorで仕上げをして、歯科医に義歯を送ることができる。

新しい技法

もし1回目の来院で新しい方法で義歯を作製することが決まったら、2回目の治療で顆頭の運動路を記録する。その理由は、患者が診断用義歯の段階で治療を中断することがあるからである。もう一つの理由としては顎関節の問題である。これは患者のティッシュコインディショニングの間に修正できるが、記録の正確さに影響を与える。多くの患者には本人が気づかない程度の悪習癖があり、それは修正可能である。従って最適の条件下で顆頭の精密な記録をとっておくことが望ましい。

パントグラフによる記録をとる方法は、Denarのフェイスボウを使って上顎義歯をトランスファーすることである。四つのワックスの支柱を使うのではなく、咬合高径を利用して中心位の記録をとる。具体的には、下顎のアクリルブロックを厚

さが3〜4mmになるように削り、その間の切歯誘導の臼歯ストップを仮の前歯ストップにし、ソフトワックスを使って記録をとる。それを最初にVerti－centricの記録を採った時と同じ方法で硬い基礎床の上におく。

もし四つのワックスの支柱を使うと、高めの咬合高径になる。更なる調整のために顆頭の回転中心を位置づけしておく。

中心位の記録を採る目的はクラッチを利用するためであるが、これは診断用義歯を模型から取りはずした後、咬合器上で作る。この記録は最後の診療か、別途予約した診療のときに採る。

この記録はCentric－Relatorの使用にも役立つ。偏心位の運動を明らかにするための咬合プログラミングでは、口腔内での咬合調整は最小限にとどめる。念のため義歯装着の際に、下顎の人工歯を咬合調整ワックスで覆い、第9段階で述べたように、咀嚼した際の早期接触の有無を確かめるために、患者に何か果物を食べさせてみる。

要　　約

　歯科医師が義歯を作製する患者を分析し、従来の技法を用いるか新しい技法を用いるかを決める際に、歯科医師にこのマニュアルを参考にしてほしいという願いをこめて書かれた（第1段階—18ページ）。

患者側の利点

　この方法の最大の利点は、患者にとって利益があることにある。また、新しい技法を用いると高いレベルでの継続的な患者の協力が得られやすい。その理由は、診断用義歯を使うことによって、患者は義歯に対する不安や不具合を歯科医によく聴いてもらえるからである。
　この方法を用いることにより、患者が感じている問題が最終（継続）義歯の完成前に解決される。これは慢性的に不満をもつ患者に対して特に有効である。なぜなら、診断用義歯を用いている間、患者自身が診断用義歯を実際に見たり、段階的に義歯が改良されていくのを実際に感じることができ、義歯の安定性や咀嚼能率の度合を体験できるからである。
　従来の技法での義歯を希望する患者は、現状の口腔状態と一連の治療でなされる解決策を受け入れなくてはならない。また、義歯が完成するまで実際に義歯を装着して使用具合を試すことができないことを伝えておかなければならない。さらに義歯の修正が必要な場合、追加料金がかかることと歯科医に協力しなければならないことを伝える必要がある。

歯科医の利点

　このマニュアルは歯科医にもたらされる利益について書かれたものである。まず口腔内で前歯を排列し、切歯誘導により得られる多くの利点について論じられている（第3段階—図23）。
　不確かで扱いにくい咬合堤を使わずに、一回の来院で必要な処置がすみ、時間の節約につながることがもう一つの利点である。ほとんど認識されていない利点は、義歯作製の工程で行った作業の良し悪しを判断する必要性が、大幅に少なくなることである。それは、上顎前歯が患者の満足するように排列されると、患者が義歯を使用することで残りの作業が進み、患者に何か指示する必要性がほとんどないからである。これは患者とコンピューターを比較することで良く説明できる。

コンピュータ理論

　コンピュータはハードウェアと呼ばれる機械である。それらの内部にソフトウェアがある。このソフトウェアはインプット情報と呼ばれる機械的に蓄えられた指示により構成される。オペレータがこの情報を要求すると、コンピューターは指示通り何度でもアウトプットする。コンピューター理論を義歯製作における人体（口腔）に置き換えることができる。

ハードウェアつまり安定した床は、働きの上からは頭蓋骨である。頭蓋骨（ハードウェア）は脳（ソフトウェア）を内包しており、人体のあらゆる活動を司っている。このソフトウェアは無数の制御中枢から構成されており、何年もかかってインプット情報をたくさん蓄えている。この情報は意志がある限り情報をフィードバックし続ける。

　歯科医が患者にある動きを要求すると、コンピュータ（脳）は神経系（脳の延長）を通して、身体の筋肉に命令を伝える。しかし、全てのコンピュータのように命令に対する行動には特別な制限があり、患者が学んだ行動様式に従って筋肉を働かせる。コンピュータアナリストすなわち歯科医は、筋肉に何を命令すれば筋肉がきちんと反応するかを知らなくてはならない。患者本来の咬合様式、歯の位置、咬合高径を決めるのは筋肉組織なのである。歯を失っても筋肉の運動の幅や方向は変わらない。この情報を用いて元々あった歯と歯の関係、唇との関係を復元するのである。

　人間コンピュータを正しく機能させるためには、頭蓋骨は正常な形状でなければならない。上顎の歯はハードウェアが正しく動くために基本的に必要なものである。他の人工歯を排列する前に上顎の歯の位置を決定しなければならない。

　上顎の歯の排列は歯科医の技術や判断が必要である。下唇への"F"接触を除いてコンピュータ（筋活動）は必要とされない（第3段階—図13）。上顎の歯を排列した後に下顎の位置づけを行うが、会話時に"S"positionをとる時の下顎の動きを基に行う（第3段階—図14）。発音するのは患者であり、歯科医はアナリストとして歯の位置を調整する。患者が"S"positionから下顎を後退させ、前歯が接触するまで閉口するようにしてverti－centricを採得する。この動きは患者（コンピュータ）に主体があり、歯科医はアナリストとしてその情報を解析し記録する（第3段階—図20）。

結　　論

　本書で紹介した新しい義歯製作法は、とても簡単な技術で時間が少なくてすみ、発音を応用する方法であり、従来の方法とは全く異なる方法である。この方法は徐々に受け入れられ、進んで変化を受け入れようとする教師や歯科医に影響を与えるであろう。

　第一の違いは、口腔内に前歯を排列する際に、発音をガイドラインとして用いることである。この方法は咬合堤を用いるよりも扱いやすく、時間もかからずより正確である。最終的に外見と発音に対して責任をもつのは歯科医である。人工歯の排列時に患者にその方法を見せると、歯科医の技術に対して感動するであろう。もしワックスの塊りを機械的に形成して歯を作ろうとしても、患者の信頼は得られないであろう。咬合堤を用いて排列した後に修正する方法は、良くないやり方で時間も余計にかかる。

　このように自動的に咬合高径と中心咬合位を得ることは、初心者にとって驚くべきことであり、その真価は義歯が完成する前に診断用義歯を試用できることにある。さらに歯科医は、患者の歯の位置について学ぶことができ、無駄な時間を使わずにすむ。

　新しい技法を用いて義歯に段階的に改良を加えるという利点は、歯科医にとってもう一つのメリットである。患者の歯科医に対する信頼感ばかりでなく、歯科医の達成感も得られる。

補 遺

Pound 論文の要約

The Fallacy of the Ridges
顎堤に関する誤謬（誤った考え）

An excerpt from the International Dent. J., Vol.10, No.2, June 1960.

　元々あった位置に人工歯を排列する方法は、一般的ではないといわれている。特に臼歯と下顎前歯では、'顎堤の上に歯をおくという考え方'の方が支配的な考え方であったからである。しかし、この考え方は徐々に変わってきており、その理由は下記のように以前の論文（Pound, 1954）で充分に考察されている。

1. 歯の位置を決める際に残存している可変性的な顎堤を基準にするのは、根拠のない方法である。
2. 残存している顎堤は、以前あった歯の中心にはない。顎堤の吸収は舌側よりも唇頬側の方が大きいので、顎堤の中心は元の歯の中心より舌側にある。
3. 残存している顎堤は、対顎の顎堤と垂直的に対向しない。年齢が進むにつれ、上下前歯部の顎堤は内側に吸収され、下顎の臼歯部の顎堤は外側に吸収される。患者の年齢が高くなると、上下の顎堤はさらにすれ違うようになり、上下の顎堤に同時に義歯を装着しても歯が咬合するのは難しい。
4. 梃子作用の理論の根拠になっているのは、歯はしっかりとした土台の上におくべきであるという考え方に基づいている。しかし、我々は歯をこの考え方に従って排列していない。顎堤が吸収するにつれ、その中心は位置を変え高さが減少するが、顎堤周囲の大きさは変わらない。従って排列された臼歯は、顎堤の中心にないにもかかわらず、しっかりとした土台の上にある。多くの大家（Raybin 1949, Landa 1951, Roberts 1951）は、義歯の安定性と耐用年数は頬骨、上顎の大臼歯部、下顎の頬棚によって異なると公言している。従ってこれらの要素を考慮すると、義歯の安定性と人工歯の位置との調和の重要性が理解できる。
5. 顎堤の吸収は、顎堤の上に人工歯を排列しないために起こるといわれているが、この考え方は誤りである。我々は、顎堤の吸収は、健康と栄養上の問題であり、バランスのとれていない咬合の関与は小さいと考えている。義歯の成功には、健康と高い組織の許容力が必要なので、健康と栄養上の問題がある患者には、徹底した医学的な検査が必要であることは先に述べた。このことについては、以前の論文（Pound, 1954）に詳しく述べられている。
6. 顎堤の上に人工歯を排列するという考え方は、審美性の上からも問題である。なぜなら、顎堤の上に人工歯が排列されると、歯と顔貌の審美性が損なわれるからである。このやり方を改めない限り、本当に満足のいく義歯は望めないのである。

Controls for Tooth Position
歯の位置の調整

　顎堤の上に人工歯を排列する考えが誤りであるなら、どうしたらよいかという問いが出されるであろう。臼歯部の排列は二次元的に考慮して行う。まず、本来の下顎前歯の咬合の高さを回復し、次に、頬舌的には頬筋と舌筋の間に歯を位置づける。このことは、レトロモラーパッドが損なわれていない正常な歯列を有する下顎模型を見ると容易に理解できる。

　つまり下顎の咬合平面の臼歯部は、レトロモラーパッドの下方で最も前方の部分とおおよそ同じレベルである。咬合堤の臼歯部の高さを決定する際に、このことを応用するが、これは舌と頬の動きを阻害しないという点で重要である。

　また、下顎臼歯の舌面は常にCuspid to pad line（下顎の犬歯の近心からレトロモラーパッドの頬側および舌側へつながる線）の間にある。咬合のタイプにかかわらず、歯は常に基本的な位置にあり、歯の萌出期に舌筋と頬筋の圧力によって歯の位置は、筋の機能力によって決定される。二本のCuspid to pad lineの間に下顎臼歯の舌側面を排列し、次に上顎臼歯の頬舌的な位置を調整する。その結果、上顎顎堤の頬側に人工歯が排列され、しかもしっかりとした土台の上に人工歯が並べられる。一方、吸収の進行につれて下顎の顎堤の中心は頬側に移動するので、通常、下顎臼歯は吸収した顎堤の上に排列される。下顎の人工歯と咬合させるために、時々片側または両側の上顎臼歯を頬側寄りに排列しなければならず、上顎臼歯は辺縁部の方に排列される。もちろんこれは不自然で誤りであることがわかる。上顎の人工歯の位置にあわせて、下顎の人工歯をCuspid to pad lineより舌側に排列してはならない。これは元々交叉咬合の症例で、手順としては元の排列を再現し、上顎臼歯をより舌側に並べ、交叉咬合になるように排列する。

Esthetic Dentures and their Phonetic Values
審美的な義歯と発音の重要性

An excerpt from the J. Prosth. Dent., Vol.1, No.1, Jan.1951.

　この論文の目的は、自然を模範とするという信念に基づいて、音声学の問題を解決する方法について述べることにある。自然に見えることは大変重要なことであり、必須条件である。それは、発音に極めて大きな影響を及ぼすからである。ところが、歯科学では長い間、音声学は無視されてきた領域であり、それに関する論文はほとんど無い。音声学は難解なテーマで、どのようにアプローチしたら良いかほとんど解明されておらず、この論文は新しいアプローチ法を示し、複雑な音声学の問題の解決法を呈示している。

　この新しいアプローチ法は、発音は審美的な要因によって100％コントロールされるという私の観察と実践に基づいている。完璧な発音機能を求めて研究と臨床が行われているが、私にはこの二つのことを分けて考えることはできない。事実、発音に関する問題を解決する前に、審美性に関して詳細にわたり研究することが必要であることに気づいた。しかし審美性に関して、歯列弓内に正しく歯を排列すればそれでよしとするのではなく、人工歯の支持構造、すなわち義歯床材が歯間乳頭部の形態を正しく再現することを意味する。

もし歯が正しい位置になければ、正しい発音ができない。しかし、仮に人工歯が正しく排列されていたとしても、歯の喪失に伴って失われた歯の周囲の組織が、解剖学的に正しく回復されなければ明瞭な発音は難しい。

歯科医を建築技師、特に口腔の構造および音声を再構築する専門家に例えてみると、建造物（歯列弓）の構築は、完璧な音響（発音）に基づいたものでなければならない。

この建造物すなわち歯列弓は、本来人が作ったものではなく自然の産物であり、巨匠の作品と呼んでさしつかえない。それは次の三つの機能をもつ。①咀嚼機能、②美しい微笑み、③歌や会話がよくできる。

我々は建築技師として、特に加齢、感染、抜歯などによって損なわれた口腔組織を再建する専門家として、上記の三つの機能をすべて回復しなければならない。これらのことを達成するために最も簡単な方法は、自然が私達に歯を与えてくれた基本的構造を模倣することである。こうすることによって、自然が作り出した複雑な建築物である歯列弓の真の位置と形を再現することができる。それは単に歯のみならず、損なわれた解剖学的構造をバランスよく創造することができる。

この方法に加えて人工歯を再排列することによって、微笑んだときに必要な美しい歯肉形態や、他の組織を復元することができる。また、口腔音声ボックスと呼んでいる口腔内に、他の口腔内の構造物との関係を正しく保ちながら、そして元の大きさと同じになるように復元する。最後に、さらに生体組織に似せるために義歯床材に色付けをすると、患者の希望を満たし、患者の信頼を得ることができる。

義歯の歯肉の色付けはさておき、アメリカ人が手指の爪の化粧のために毎年何百万ドルもの金を費やしているのを、皆さんは認識しているだろうか。また彼らは、髪を染めることにさらに多くのお金を費やす。毎年化粧に費やされる費用は、ひょっとすると大統領管轄の予算に匹敵するかもしれない。そうした人達が、義歯をできるだけ生体と同じように見せるために、義歯を色付けするのにかかる費用について、皆さんはどのように考えるだろうか。答えは自明なことであるが、長きにわたり歯科補綴学において、この分野には誰も関心を持たなかった。義歯を自然な形に作り、自然な色合いをつけるのは、失われた芸術品ともいうべきものであり、最初は継続義歯を作製した歯科医によってのみ試みられた。これはどうしてなのだろう。メチルメタアクリリック製の義歯床の材料が開発されて以来、レジンでどんな色でも形でも再現することができるようになり、「これこそ求めていた生体の歯肉そっくりの材料である」と確信した。それは硬質ゴムやResovinをはるかに越える改良であったので、まだ義歯床に自然な色合いや形態をつける努力はしていないが、ひょっとすると我々はその責めを受けなくてもすむかもしれない。我々は、患者に審美的により洗練された義歯を提供すべきであるということに無頓着であった。また、歯科医学は義歯の着色に費やされる多額のお金を得ているということに無感覚であった。

1950年10月にアトランタ市で開催されたアメリカ総義歯学会に先立って発表された。

1950年12月1日　受理

Esthetic Principles in Nature
自然の美しさの原則

　歯科医学の原則ではなく、自然の原則に従って義歯を作製することになったきっかけは、あることを確信したからである。新しい方法を導入してからは、義歯の外見が見違えるほど良くなり、明瞭な話し方ができるようになった。私はこの義歯をしばしば"よく会話ができる新型の義歯"と呼んでいる。この"新型の義歯"を作製するには三つの原則がある。

1. 人工歯を歯が元々あった位置に排列すること
2. 新しい概念で義歯を排列すること
3. 歯肉の自然な色を再現すること

Poundによる論文

Am. J. of Orthodontics & Oral Surgery, Vol. 32, No. 8, 1946 − Oral Prosthesis in the Repair of War Injuries 1946

Illinois Medical Journal, Vol. 89, No. 5, May 1946 − Plastic and Dental Prosthetic Repairs of Jaw Injurise 1946.

Western Medicine & Surgery, Vol. 1, No.6, Aug 1947 − Repair of High Velocity Fragment Wounds of the Face 1947.

J. of Calif. State Dental Assoc., July1950 − Esthetics and Phonestics in Full Denture Construction 1950.

J. Prosth. Dent., Vol. 1, No. 1, Jan. 1951 − Esthetic Dentures and their Phonetic Values 1951.

J. Prosth. Dent., Vol.4, No. 1, Jan. 1954 − Lost − Fine Arts in the Fallacy of the Ridges 1954.

J. Prosth. Dent., Vol. 5, No. 4, Jan. 1955 − The Problem of the Lower Anterior Bridge 1955.

J.A.D.A., Vol.55, August 1957 − Recapturing Esthetic Tooth Position in the Edentulous Void 1957.

International Dent. J., Vol. 10, No. 2, June 1960 − Modern American Concepts in Esthetics 1960.

Dental Surgery, Oct. 1962 − Dentures and Facial Esthetics 1962.

J.A.D.A., Vol. 64, April 1962 − Conditioning of Dental Patients 1962.

Dent. ClinicsN. Am., March 1962 − Applying Harmony in Selecting and Arranging Teeth 1962.

J.A.D.A., Vol. 66, June 1963 − Achieving Patient Acceptance to Immediate Denture Survice 1963.

J.A.D.A., Vol. 67, July 1963 − An All − Inclusive Immediate Denture Technique 1963.

J. Prosth. Dent., Vol. 15, Feb. 1965 − Preparatory Dentures − A Prospective Philosophy 1965.

J.S.C. Dent. Assn., Vol. 34, Dec. 1966 − Cross Arch Splinting vs. Premature Extractions 1966.

Dental Surgery, Oct. 1966 − Metal Cutting Surfaces Aid Denture Function 1966.

J.S.C. Dent. Assn., Vol. 34, Sept. 1966 − Mandibular Movement of Speech and their Seven Related Values 1966.

J.S.C. Dent. Assn., Vol. 38, Sept. 1970 − Controlled Immediate Dentures 1970.

J. Proth. Dent., Vol.24, Dec. 1970 − Utilizing Speech to Simplify a Personalized Denture Survice 1970.

J.S.C.D. Assn., Vol. 39, Dec. 1971 − An Introduction to Denture Simplification 1971.

J.S.C.D. Assn., Vol. 41, June 1973 − An Introduction to Denture Simplification Phase Ⅱ 1973.

J.S.C.D. Assn., Vol. 41, May 1973 − Computerizing Denture Construction 1973.

Kay See Dent Mfg. Co., 124E.Missouri Ave., Kansas City, Mo. − Personalized Denture Procedures Laboratory Manual 1970.

Denar Corp., 2020 Howell Ave., Anaheim, Calif. − Personalized Denture Procedures Dentist' Manual 1973.

索　引

Acceptance	42
Acquired Relation	66
Adverse Habits	56
Aesthetics	42
Articulator Occlusion	90
Branching Technique	48
Camper's Line	30
Centric Occlusion	30
Conditioning Material	48
Consultation Appointment	17
Continuance Denture	48
Diagnostic	48
Elimination	55
"F" and "S" Position	42
Finalization	66
Final impressions	22
Free Running Occlusion	56
Hinge Relation	66
Horizontal Overlap	30
"IF"	31, 39
Incisal Length	30
Interim	48
Irreversible Hydrocolloid	22
Labical Contour	30
Linear Technique	48
Midline	30
Oral Occlusion	90
Placement	90
Phonetics	42
Physiological	49
Preparatory Denture	48
Progressive Refinement	48
Rehabilitation	48, 55
Simplified Dentures	42
speaking wax	30, 31, 32, 38
Tissue Treatment Jig	42
To Condition	48
Treatment	48
verti－centric	7, 29, 30, 32, 35, 36, 42, 47, 56, 62
Vertical Overlap	30
Wet water	49

あ行

悪習癖	56
新しい技法	48
アルジネート印象材	22
一次印象	21, 24
"S" position	28, 30, 32, 33
"F" と "S" の位置	42
"F" と "V" の位置	30
音声学	42

か行

顎位	29, 65
獲得された位置	66
仮義歯	5, 13, 41, 43, 44, 48, 71
患者の満足	41, 42, 59
カンペル氏平面	30
簡略化された義歯	42
義歯（を）装着	89, 101, 102
義歯の色付け	73, 83
機能	42
機能印象材	47
臼歯の位置	27, 30, 34
継続義歯	48, 106
口腔内での咬合	90
口腔内診査	19
咬合	25, 27, 29
咬合干渉	78
咬合器	27, 29, 33, 35, 41, 42, 44, 60, 65, 73, 87, 89, 90, 93
咬合器上での最終操作	73
咬合器上での咬合	90
咬合高径	29
口唇のサポート	28

さ行

3C	16
最終印象	21, 22, 70
最終仕上げ	66, 71
最終処置	65, 76
自由滑走咬合	56
重合	89
重合操作	85
従来の技法	20, 30, 41, 42, 48, 62, 65
準備義歯	48
床縁	28, 44, 45, 47, 50, 51, 53, 56, 57, 58, 59, 61, 67, 68, 72, 75, 78, 82, 87
常温重合	42
常温重合レジン	45, 50, 57, 60, 97
除去	19, 55
初診	15, 17

人工歯選択	21, 22
診断用義歯	18, 21, 35, 41, 48, 56, 65, 71, 73, 90, 95, 100,
審美性	42
唇面の形	30, 31
水平被蓋	30, 44, 79
垂直被蓋	27, 30
スティップリング	80, 81, 82
正中線	30, 31, 66
生理学的側面	49
切歯の長さ	30
舌面窩	33, 38
装着	20, 21, 30, 47, 50, 61, 65, 89, 90

た行

段階的な改良	48
中央窩	44, 78
中心咬合位	7, 29, 30, 33, 34, 48, 50, 55, 61, 69, 78, 79
蝶番位	35, 37, 58, 61, 65, 66
直線的技法	9, 48
治療義歯	48
ティッシュコンディショナー	18, 22, 41, 48, 55, 56, 66,
ティシュコンディショナー用ジグ	42
ティッシュコンディショニング	19, 21, 24, 30, 48, 55, 56, 60, 61, 77
同意書	20

は行

不可逆性ハイドロコロイド	22
筆積み法	58
フラスキング	83, 85, 86
ブラッシュテクニック	58
分岐的技法	48
Hot Wax 法	74, 77
豊隆	28, 80
パントグラフ法	95

や行

遊離歯肉	73, 81, 82, 83
遊離歯肉溝	80
予備義歯	71, 72, 76

ら行

Lauritzen 法	74, 76
リハビリテーション	48, 55, 66
リマウント	76, 87, 89
リマウント法	93
料金の見積り	16, 19

Personalized Denture Procedures

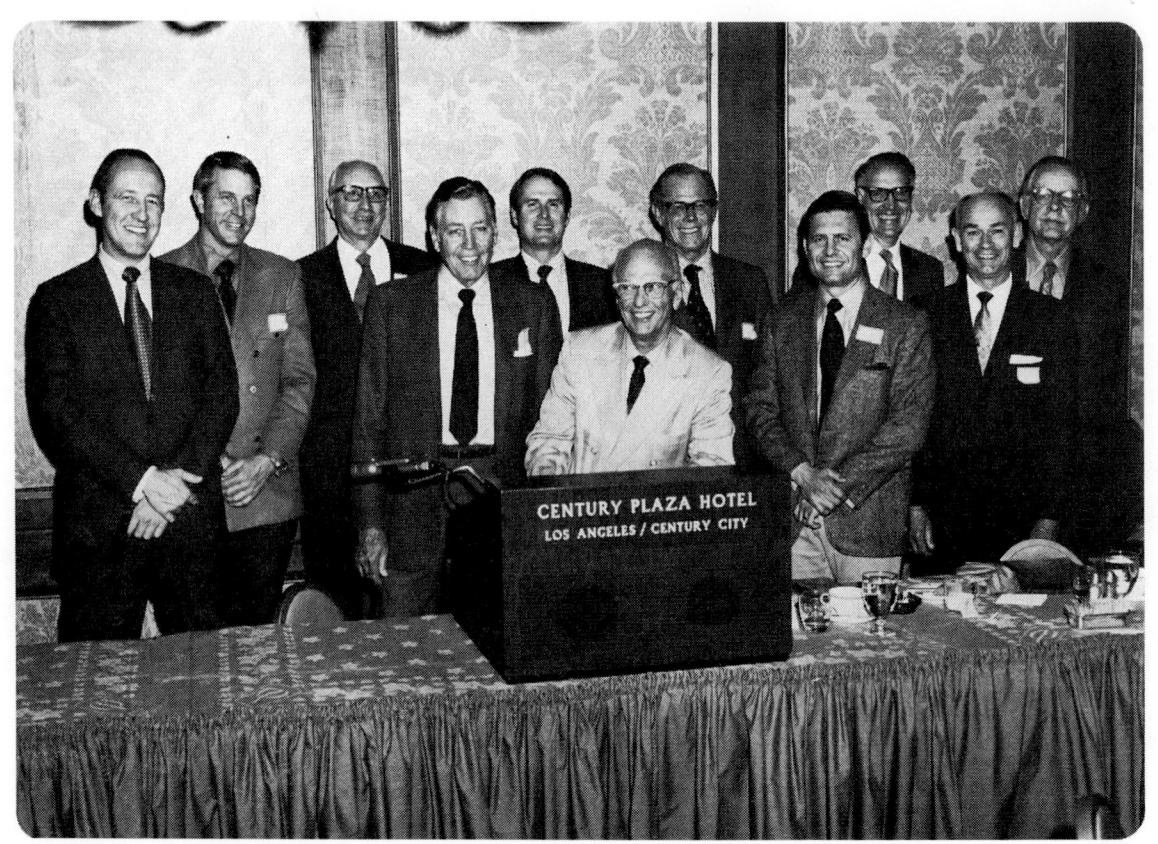

前列（左から右）　Drs. C. Rieder, H. Davies, E. Pound, D. Aronis and N. Wood.
後列　Drs. W. Havekorst, R. Foutz, G. Murrell, A. Aull, B. Oesterling and J. Dailey

図138

　総義歯研究財団（The foundation for Denture Research）は、1971年3月にセンチュリープラザホテルで行われたPound義歯研究会に参加した会員により正式に発足した。招待者の一人は南カリフォルニア大学歯学部学長のDr. John Ingleであった。主な発表者は、Drs. Alex Koper & Bernard Levin（南カリフォルニア大学）、Dr. John Neufeld（ロマリンダ大学）、Dr. Frank Kratochvil（カルフォルニア大学ロサンゼルス校）そしてDr. Niles Guichetで、この研究財団のメンバーによって最近開発された最新で簡潔な義歯作製法についてディスカッションされ、また評価された。

お願い

　本書は、1973年に発行されたEarl Pound著『Personalized Denture Procedures — Dentists' Manual』の完全日本語版です。本書に使われている材料等も当時のもので、原書を忠実に翻訳することが条件のため、訂正せずにそのまま掲載しております。

　また、姉妹編として発行され、本文中にも記述のある『Laboratory Manual』は、以前日本語訳が発行されておりましたが、現在は絶版となっております。その部分も削除しておりませんので、併せてご了承くださるようお願いいたします。

　今回の日本語版発行は、「リンガライズドオクルージョン」の提唱者であるDr. Poundの総義歯製作法を、広く先生方にご理解いただきたいとお考えになった翻訳者、故坂本勲先生の遺志を継いで行われました。

　総義歯学の文献として、数多く引用されている本書の全てを、一人でも多くの先生方にお読みいただければ幸いです。

東京歯科大学有床義歯補綴学講座
櫻井　薫

患者との信頼関係を築く総義歯製作法
──ティッシュコンディショナーを活用して──
Personalized Denture Procedures　　　　　　　　　　　　　　　　　　　　　定価（本体5,000円＋税）

2009年3月6日　第1版第1刷発行

著　者　　Earl Pound

訳　　　　坂　本　　勲

監　訳　　櫻　井　　薫

発行者　　百　瀬　卓　雄

印刷所　　蓼科印刷株式会社

発　行　わかば出版株式会社　　　　　　発　売　株式会社シエン社　デンタルブックセンター

〒112-0004　東京都文京区後楽1-1-10　　TEL 03(3816)7818　　FAX 03(3818)0837　　URL http://www.shien.co.jp

©Wakaba Publishing, Inc. 2009, Printed in Japan〔検印廃止〕　ISBN978-4-89824-045-8 C3047
本書を無断で複写複製（コピー）することは、特定の場合を除き、著作権及び出版社の権利侵害となります。